Kefir und Göttertrank

Wichtiger Hinweis:

Die in diesem Buch vorgestellten Informationen wurden gründlich aus internationalen Forschungsergebnissen zusammengetragen und nach bestem Wissen und Gewissen recherchiert, getestet, mehrfach überprüft und sorgfältigst aufgezeichnet. Dennoch erfolgen alle Angaben ohne Gewähr. Experten auf dem Gebiet der Gesundheit und Ernährung vertreten unterschiedliche Meinungen und die medizinische Wissenschaft entwickelt sich ständig weiter; neue Erkenntnisse der Forschung können also nicht ausgeschlossen werden. Dieses Buch soll Ihnen helfen, gesund zu leben. Es ist kein Ersatz für ärztliche Beratung und medizinische Betreuung jeglicher Art. Keinesfalls sollen durch den Verzehr von probiotischen Mikroorganismen oder Gärprodukten bereits verschriebene Medikamente und Dosierungen ohne Konsultation eines Naturarztes oder Heilpraktikers verändert werden. Die richtige Diagnose und Therapie müssen immer Sache des Naturarztes oder Heilpraktikers bleiben. Bei allen Fallbeispielen wurden mit Rücksicht auf die Personen keine vollständigen Namen genannt. Die Adressen liegen jedoch dem Verlag vor.

Alle Angaben in diesem Buch sind von Herausgeber, Autor und Verlag sorgfältig geprüft. Jegliche Haftung für Personen-, Sach- oder Vermögensschäden ist jedoch ausgeschlossen.

Norbert Hartwig

Kefir & Göttertrank

Vitaler und länger leben durch Mikroorganismen

Herausgeber
Verlag »Die Silberschnur« GmbH

Caducee Edition

1. Auflage 2004
2. Auflage 2006

ISBN 10: 3-937464-06-9
ISBN 13: 978-3-937464-06-0

Cover und Satz: XPresentation, Boppard
Druck: Finidr, s.r.o., Cesky Tesin

Verlag »Die Silberschnur« GmbH | Caducee Edition | Steinstr. 1 | D-56593 Güllesheim
www.caducee.de | info@caducee-edition.de

Inhalt

Dank und Anerkennung

Besonders bedanke ich mich bei der bulgarischen Wissenschaftlerin, Naturheilkundigen und Expertin für altindische Wissenschaften Frau Marina Marinova für die vielen praktischen Anregungen und Rezepte aus der bulgarischen Volksheilkunde und die Informationen zur Geschichte Altindiens.

Dank auch (in alphabetischer Reihenfolge) an Frau Dr. Berghof-Jäger und Frau Dipl.-Ing. Sylvia Bruns für die Recherchen zu probiotischen Lactobacillen und Saccharomyces-Hefen, Frau Brigitte Don für die textlichen Anregungen, Herrn Dr. Hartmut Gorre (Sonara Institut) für die Überprüfung der Wirkungen soma-artiger Enzym-Gärgetränke, Herrn Dr. Helmut Hüsgen (Akademie Naturgemäß Leben e.V.) für seinen Beitrag zur Bodenökologie und den Bodenbakterien, Herrn Dr. Dennis Gotterbarm für den Beitrag zum Thema Zahnfäule und die Folgen, Herrn Dipl.-Ing. Paulus Johannes Lehmann, der den Inhaber des Verlages auf das Buch aufmerksam machte und das Wissen über Naturtextilien einbrachte, Frau Barb Niggemann für die hilfreichen Kontakte, Herrn Hans-Jürgen Regge (Lebensweg Centrum) für die Literaturempfehlungen, Herrn Prof. F. A. Popp für seine Seminare und Unterlagen über Biophotonen, Herrn Peter Schilling für die ersten Korrekturen und die Erkenntnisse aus der chinesischen Ernährungslehre und Herrn Prof. Dr. Dipl.-Ing. Ulf Stahl für seinen Beitrag zur Bedeutung der Mikroorganismen in der Ernährung. Ich bedanke mich auch bei den vielen Freunden, die mir interessante Berichte zusandten.

Eine besondere Anerkennung gebührt Herrn Dipl.-Ing. Manfred Huber vom Verlag *Die Silberschnur*, der die Herausgabe dieses Buches ermöglichte. Vielen Dank auch Herrn Peter Sineokow für die hervorragende Gestaltung und die textliche Prüfung und Überarbeitung. Ich bedanke mich bei allen für die gute und freundliche Zusammenarbeit.

Vorwort

Zu allen Zeiten und überall auf der Welt wurden gegorene Lebensmittel und gegorene Getränke wie milchsauer eingelegtes Gemüse, Joghurt, Kefir, Kombucha, Met und Wein als ein einzigartiges Gesundheitsgeschenk der Natur geschätzt. Einige Gärgetränke wurden geradezu als Lebenselixir verehrt. Das gemeinsame Gesundheitsgeheimnis all dieser verschiedenen Gärprodukte sind kleinste, nur unter dem Mikroskop sichtbare Lebenseinheiten, Mikroorganismen genannt. Mikroorganismen sind höchst vital und haben erstaunliche Fähigkeiten. Bei genügendem Nahrungsangebot sind sie praktisch unsterblich und produzieren unermüdlich wertvolle Vitalstoffe. Deren Vitalität ist in den Nahrungsmitteln der Industrieländer jedoch unerwünscht. Schließlich sollen Gemüsekonserven, Getränke und Fertiggerichte wochenlang im Supermarkt gelagert werden können und sich dabei nicht verändern. Mikroorganismen sind jedoch hoch aktiv, sie arbeiten ständig wie fleißige Heinzelmännchen: Milch wird durch ihre Aktivität sauer, der Deckel eines naturbelassenen Kefirgetränkes wölbt sich schon nach wenigen Tagen empor, und gegorene Säfte bilden schon bald einen trüben Bodensatz aus Vitalstoffen. „Igitt“ sagt da der moderne Wohlstandsmensch und bringt die Ware empört in den Supermarkt zurück. Ohne zu ahnen, dass er damit seinem Körper die lebendige Kraft der Mikroorganismen vorenthält. Eine Gesundheitskraft, die der Mensch seit Hunderttausenden von Jahren zum Überleben nutzte, auf die das gesamte Ökosystem Darm eingestellt ist und die das menschliche Immunsystem zur Stärkung der Abwehrkraft heute dringender als je zuvor benötigt. Viele Menschen der Industrieländer haben jedoch gar keinen Zugang mehr zu echten Gärgetränken. Darüber hinaus verloren sie ihr wertvollstes Gesundheitsgut: den eigenen Obst- und

Gemüsegarten und das Wissen der Großmütter über Heilkräuter und die Zubereitung gesundheitsfördernder Gärgetränke. Stattdessen ging der „zivilisierte" Mensch für andere arbeiten, um sich „Wohlstand" zu gönnen und gab Produktion, Transport und Lagerung der Lebensmittel in fremde Hände. Daraus ist eine riesige Industrie mit eigenen Gesetzen gewachsen. Alles muss einfach und schnell gehen und hohe Profite erbringen. Die Folge: Käse reift nicht mehr Monate, sondern nur noch Wochen, und verarmt dabei an Aromen und Vitalstoffen.[1] Aus vielen Weinen und Bieren werden zur besseren Lagerfähigkeit die gesunden Mikroorganismen weitestgehend entfernt; der heilkräftige Bodensatz aus Hefen ist in diesen Getränken wegen der Optik nicht erwünscht. Joghurt und Kefir halten im Kühlregal wochenlang, weil nur noch träge Mikroorganismen verwendet werden, und konservierte und pasteurisierte Nahrungsmittel enthalten praktisch gar keine gesunden Mikroben mehr. Wundert sich eigentlich keiner darüber, dass H-Milch nach dem Öffnen und langem Stehen stinkend grün wird und nicht mehr die gesunde Sauermilch daraus entsteht? Dass manche Äpfel statt von außen von innen her faulen, oder dass Tomaten monatelang halten, ohne die frische Farbe zu verlieren? Irgendetwas ist faul im Ernährungssystem.[2] Der Grund für alle diese unnatürlichen Phänomene: Im Zuge der Industrialisierung wurden Zugunsten der Hygiene und einer besseren und längeren Haltbarkeit die gesunden Mikroorganismen still und heimlich aus den Lebensmitteln verdrängt.

Der moderne Mensch isst heute Nahrungsmittel, die er in den Jahrhunderttausenden seiner Entwicklungsgeschichte nie zuvor in einer derart fast schon sterilen Art verzehrt hat. Ach ja, es gibt ja zur Ehrenrettung der Lebensmittelindustrie nun überall die probiotischen Joghurts. Aber ist es wirklich ein Gewinn für die Gesundheit der Menschen, wenn einerseits zig verschiedene gesunde Mikroorganismen aus den Lebensmitteln verschwinden und andererseits ein oder zwei probiotische Milchsäurekulturen künstlich dazugegeben werden? Monokultur statt natürliche Vielfalt – das kennen wir auch von der industrialisierten Landwirtschaft. Immerhin ist es ein Ansatz zu mehr Gesundheit – oder doch nur ein Marketingtrick? Wir werden dies näher betrachten. Außerdem gibt es nun auch den gesunden Teepilz Kombucha in jedem größeren Supermarkt. Echter Kombucha enthält von Natur aus die Mikroorganismen Hefen und Essig. Sie bilden einen gallertartigen Pilz im Getränk. Merkwürdig nur, dass auf der Flasche herkömmlicher Kombuchagetränke aus dem Supermarktregal weder Hefen noch Essigbakterien deklariert sind! Diese Beispiele zeigen, dass Kombucha nicht gleich Kombucha und Kefir nicht gleich Kefir ist. Die heutigen Gärprodukte sind oft nur ein schwacher Abklatsch des Originals.

Es lohnt sich, die gegorenen Lebensmittel wieder täglich zu genießen. Sie – die naturechten – sind supergesund. Wenn wir die Erfahrungen aus Jahrtausenden betrachten, leisten einige dieser Gärgetränke sogar etwas, was kaum eine anderes Lebensmittel vermag: Sie wirken lebensverlängernd, indem sie vorzeitig verbrauchte Lebensspanne und Lebensenergie regenerieren helfen. Brauen Sie sich Ihren eigenen Zaubertrank! Wer etwas sucht, stößt auf eine Vielzahl von Gärgetränken mit gesunden Milchsäurekulturen, Enzymen und lichtvollen Spiralmolekülen. Über deren wunderbare Wirkungen berichte ich in diesem Buch.

Die zentrale Bedeutung der Mikroorganismen für unsere Gesundheit wurde erst in den letzten Jahrzehnten wissenschaftlich bestätigt. Auch in der Medizin drängen in jüngster Zeit neue Produkte mit so genannten probiotischen Mikroorganismen auf den Markt.

Doch kaum jemand weiß, was Mikroorganismen eigentlich sind und wie sie wirken. Mikroorganismus A hilft gegen Krankheit B: In dieses Denkschema der Schulmedizin fügen sich Mikroorganismen nicht ein. Ihre gesunde Wirkung wird erst verständlich, wenn wir sie als Bindeglied innerhalb des Ökosystems Mensch begreifen. Dies führt zu einem ganzheitlichen Gesundheitsverständnis und gibt der Medizin neue, natürliche Therapieansätze. Wir sollten uns bewusst machen, welche wichtige Rolle Mikroorganismen seit Urzeiten in der menschlichen Ernährung spielen. Dieses führt auch zu einer Korrektur fest gefügter Vollwert- und anderer naturheilkundlicher Ernährungslehren.

In diesem Buch werden die natürlichen Zusammenhänge zwischen Immunsystem, Gesundheit und Mikroorganismen unter Einbeziehung neuester Forschungsergebnisse dargestellt. Es führt Sie in die wunderbaren Geheimnisse eines für unsere Augen unsichtbaren Mikrokosmos ein, in das Geheimnis des Lebens.

Dieses Buch ist für alle geschrieben, die bis ins hohe Alter fit, vital und gesund bleiben möchten.

Täglich überfluten uns die Medien mit Meldungen über Wunderwirkungen immer neuer Gesundheitsprodukte. Dieses Buch soll Ihnen helfen, sich in diesem Angebotsdschungel besser zu orientieren. Wer die Empfehlungen dieses Buches praktisch umsetzt und vergorene Lebensmittel in seine tägliche Ernährung integriert, hat die Möglichkeit, die Abwehrmechanismen des Immunsystems innerhalb von drei Monaten um 300 % zu steigern, die Verdauung zu optimieren und so vielen Zivilisationserkrankungen wirksam vorzubeugen.

Einleitung

Mitten aus dem Leben gegriffen

Vor gut 25 Jahren wurde ich zum ersten Mal auf Mikroorganismen aufmerksam. Erika, eine gute Bekannte, schenkte mir ein großes Einmachglas. Darin schwamm in einer trüben Flüssigkeit ein schleimiges Etwas. Für mich sah es aus wie eine Qualle, die im eigenen Saft verendet war. Sie nannte es Kefirpilz. Erika meinte, das Gesunde daran wären die Mikroorganismen.

Als sie mein skeptisches Gesicht sah, fing sie an zu erklären: wie wichtig eine gesunde Darmflora wäre – viele Menschen hätten Darmpilze und fühlten sich deshalb so krank. Wir würden aus unseren Lebensmitteln immer mehr die Lebendigkeit verdrängen, und im Kaukasus gäbe es jede Menge 120-jähriger, weil dort alle Kefir und Joghurt tränken. Sie berichtete vom schwedischen Ernährungsforscher Are Waerland und vom Nobelpreisträger Prof. Elias Metschnikoff, die beide bereits vor fast einhundert Jahren auf die gesunde Wirkung bestimmter Mikroorganismen hingewiesen hatten und ... und ... und. Erika erzählte, sie würde jetzt jeden Tag gesunde Mikroorganismen zu sich nehmen; nicht nur durch das Kefirgetränk, auch Joghurt, Sauerkraut und milchsaures Gemüse. Sie fand kein Ende vor Begeisterung. Ich weiß nicht mehr, warum ich dann doch einen Schluck von diesem Kefir trank. Vielleicht damit sie endlich Ruhe gab. Oder weil es mich erstaunte, wie sich ihre Haut verändert hatte. Denn seitdem ich sie kannte, litt Erika an Akne. Doch an diesem Abend war ihre Haut rosig wie ein Pfirsich.

Am nächsten Tag gab ich den Kefirpilz meiner Großmutter. Auch sie lernte, die Mikroorganismen zu schätzen und bereicherte damit ihren Speiseplan. Ihrer Verdauung taten Joghurt, Kefir, milchsaures

Gemüse und Co. wohl ganz gut. Zumindest fand ich Monate später eine Unmenge von Abführmitteln im Mülleimer.

Und ich? Was kümmerte mich damals meine Darmflora, und einmal im Jahr eine Erkältung zu ertragen, hielt ich, wie viele andere auch, für völlig normal. Erika hatte jedoch meine Neugier geweckt. Also fragte ich einen guten Freund, der Arzt und Mikrobiologe ist. Er sagte nur: *„Na ja, wer daran glaubt."* Von Wundermitteln hielt er nichts. In seiner Praxis setzt er nur das ein, was als Medikament durch wissenschaftliche Studien abgesegnet ist, wo Dosierung und Nebenwirkungen genau beschrieben sind. *„Aber solche Getränke wurden doch schon seit Urzeiten von den Menschen getrunken"*, warf ich als Argument ein. *„Und es hat ihnen gut getan, so gut, dass in allen Hochkulturen solche Gärgetränke hochgeschätzt wurden. Und die einzigen Nebenwirkungen bestehen darin, dass es gut schmeckt, die Verdauung fördert, das Immunsystem und den Darm aktiviert."* Ausprobieren wollte er das Gärgetränk jedoch nicht, denn er war nicht krank. Na ja, bis auf seine gelegentlichen Hautausschläge und Blähungen. Er meinte, das wäre psychisch bedingt – weil er ständig unter Stress stünde.

Die Ironie an der Geschichte wurde mir erst Jahre später bewusst: Die leichten Hautprobleme meines Freundes waren mittlerweile zu einer schweren Erkrankung und zu einer ständigen Müdigkeit ausgeufert. Er hatte darüber hinaus einen Nagelpilz, der sich trotz Medikamenten hartnäckig hielt. Der ständige Juckreiz auf der Haut und am After ließ ihn selbst nachts kaum zur Ruhe kommen. Von den Darmstörungen ganz zu schweigen. Alle Therapien, alle Medikamente halfen nur kurzfristig. Erst auf einem Naturheilkundekongress wurde mein Freund erneut auf die Kraft gesunder Mikroorganismen hingewiesen. Endlich war auch sein Interesse geweckt. Er erkannte den Zusammenhang zwischen Erkrankung und Ernährung, Schwermetallbelastung und Darmpilzproblemen und die grundlegende Bedeutung einer gesunden Darmflora. Zuerst ließ er sich die Zähne sanieren. Während und nach der nachfolgenden Schwermetallausleitung trank und verzehrte er Milchsäure- und Hefegärprodukte, um Blut, Lymphe und Darm zu reinigen. Zuerst fühlte er sich sogar noch matter und auch der Nagelpilzbefall wurde stärker. Dann aber ging es ihm von Tag zu Tag sichtbar besser. Und das Erfreuliche: Heute ist mein Freund nicht nur vollständig gesund, sondern auch ein leidenschaftlicher Verfechter einer naturgemäßen Lebensweise geworden. Er nutzt Mikroorganismen als Begleitung seiner Therapien und schwört auf gegorene Getränke.

Meine Großmutter wurde übrigens sehr alt. An jedem 24. Juni erinnerte sie mich daran, dass ich an diesem Tag Holunderblüten essen müsste. *„Dann bleibst du ein Jahr lang gesund"*, behauptete sie lächelnd. Und was wurde aus Erika? Ich traf sie vor einigen Jahren wieder. Erika hatte einen Vertrieb mit „Wundermitteln" aufgebaut. Sie vertrieb Aloe Vera, Noni, Algen aus Übersee, Grapefruitkernextrakt, kolloidales Silber, hochdosierte Vitaminkapseln, Bodenbakterienpräparate und vieles mehr, was heute so Mode ist. Alle haben ohne Zweifel gute Wirkungen – wenn sie gezielt und mit Sachverstand therapiebegleitend eingesetzt werden. *„Die Schöpfung muss irgendwie fehlgelaufen sein, dass alles Gute nur in fernen Ländern wächst"*, sagte ich herausfordernd. *„Weißt du eigentlich, dass einige dieser Mittel bei Dauergebrauch die Darmträgheit fördern und stark antibiotisch wirken? Du hast dich früher so für die uralten heimischen Heilrezepte eingesetzt, für das, was Leben fördert, was hier wächst, was unsere Vorfahren als gut erkannten. Wieso gibt es bei dir keinen Kefirpilz mehr?"*, fragte ich Erika. Sie wusste es wohl selbst nicht. Aber ich weiß es. Weil es für das, was die Natur vor Ort an Heilmitteln produziert, keine Lobby gibt. Apotheker, Pharmazeuten und Mediziner kennen die Wirkungen von Medikamenten. Die vorbeugende Wirkung von lebendiger Nahrung, die viele Krankheiten gar nicht erst auftreten lässt, gehört selten zum Lehrplan. Dadurch gerät das Wissen unserer Großmütter und unserer Urahnen in Vergessenheit. Ein Grund mehr für mich, dieses Buch zu schreiben.

Viele Menschen suchen heute „Wundermittel", die ihnen die verlorene Gesundheit zurückbringen, ohne dass sie selbst etwas dafür tun müssen. Solange der moderne Wohlstandsmensch jedoch viel zu viel tierisches Fett, Fleisch, Zucker und die unausgereiften Früchte der Supermärkte in sich hineinstopft, solange er hauptsächlich tote statt lebendige Nahrung zu sich nimmt und sich kaum noch bewegt, wird sein Darm eine Fäulnisgrube sein und ihn von innen her vergiften. Das Naturheilmittel Aloe Vera z.B. lindert da die ständige Darmreizung, denn es wirkt entzündungshemmend und regt ebenfalls das Immunsystem an, kolloidales Silber, Grapefruitkernextrakt und Bodenbakterienpräparate vernichten einen Teil der Fäulnisbakterien, denn sie wirken stark antibiotisch und antioxidativ. Aber sie sind keine artgerechte Ernährung. Jeder Tierhalter weiß, wie wichtig das richtige Futter für seine Tiere ist.

Als Medikament können diese Mittel, kontrolliert und zeitlich begrenzt eingesetzt, im akuten Fall Kranken helfen. Da sie aber nicht die Ursache beseitigen, sondern nur die Symptome, tragen sie wenig zu einem Bewusstseinswandel, zu einer Verhaltensänderung und damit zu einer wirklichen Heilung bei. Das Wort „antibiotisch" leitet sich aus „anti" und „bios" ab, das bedeutet „gegen das Leben". Antibiotika sollten nur im Notfall eingesetzt werden, weil sie nicht nur die Krankheitserreger sondern auch die gesunde Darmflora auf Dauer schädigen. *„Antibiotika reizen die Darmschleimhaut, verursachen Superinfektionen durch toxische Mikroorganismen, können die Darmwand schädigen und stören die äußere und innere Immunabwehr."*[3]

Das einzig wahre Heilmittel ist das Erkennen und Bereinigen der Krankheitsursachen

Was gegorene Lebensmittel von modernen „Wundermitteln" unterscheidet, ist ihre ursächliche Wirkung ohne Nebenwirkungen, weil sie von Natur aus wie Obst und Gemüse zur gesunden Ernährung gehören. Sie beleben Körper und Geist und halten den Darm, die Wurzel der Gesundheit, gesund. Sie wirken nicht so sensationell wie Antibiotika, sondern sanft und gerade deswegen gründlich. Zuerst werden Sie die guten Veränderungen im Körper vielleicht gar nicht spüren. Wenn Sie jedoch Ihre Blut- und Leberwerte prüfen lassen, werden Sie durch gegorene Lebensmittel schon nach einigen Monaten eine deutliche Verbesserung feststellen. Sie reinigen je nach Art des Produktes mehr oder weniger stark Darm, Blut und Lymphe. Erika hatte bereits vor 25 Jahren einen Teil des Schlüssels für mehr Wohlbefinden und ein längeres Leben in der Hand – das werde ich im Buch ausführlich begründen. Aber sie vertraute nicht ihrer Intuition und den Erfahrungen unserer Vorfahren, sondern dem, was gerade als Sensation durch die Presse ging. Dabei liegt das Gute häufig so nah. Dieses Buch schreibe ich für alle Erikas der Welt.

Hat Sie diese Geschichte neugierig gemacht? Wir werden sehen, was von den Behauptungen Erikas wahr ist, warum Zahnfüllungen etwas mit Darmpilzerkrankungen zu tun haben können, welche Lebensmittel den Darm auf natürliche Weise reinigen und beleben helfen und was sie selbst tun können, um mehr Wohlbefinden und ein längeres Leben zu erreichen.

Mikroorganismen – Säule des Ökosystems Mensch

Mikroorganismen spielen eine Schlüsselrolle für das Leben. Im Boden sorgen die Bodenbakterien und Pilze für ein gesundes Pflanzenwachstum, in den Zellen aller Lebewesen sorgen andere Mikroorganismen vereint als Mitochondrien für die Energiegewinnung, auf den Beeren, Früchten und Kräutern erzeugen wiederum andere Mikroben eine Schutzschicht gegenüber Viren, Bakterien und Schimmelpilzen. Das Gleiche passiert im menschlichen Darm durch ähnliche Mikroorganismen. Über die Nahrung zugeführt, unterstützen die Mikroorganismen, die von Natur aus auf den Beeren, Früchten und Kräutern vorhanden sind, die Gesundheit auf erstaunlich vielfältige Weise.

- Sie fördern die Verdauung – Vitamine und Mineralien werden besser aufgenommen und Schadstoffe abgebaut.

- Sie regen das Immunsystem an – so steigt z.B. die Anzahl der T-Lymphozyten, die Krebskillergruppe des Körpers, enorm an.

- Sie unterstützen das Gleichgewicht der Darmflora – damit die nützlichen Mikroben die Oberhand behalten und Fäulnis entgegengewirkt wird.
- Sie helfen bei der Abwehr schädlicher Keime.
- Sie erzeugen Vitalstoffe wie Vitamine, Enzyme, organische Säuren und Fettsäuren.

In allen Hochkulturen der Menschheit wurde die Kraft der gesunden Mikroorganismen in Form von gegorenen Getränken wirksam verstärkt und genutzt. Trotz dieser vielen Vorteile behandeln viele Ärzte und Ernährungswissenschaftler Mikroorganismen und Gärgetränke stiefmütterlich. Führende Köpfe von Pharmazie und Ernährungswissenschaft glauben immer noch, einzelne Inhaltsstoffe seien für die gesunde Wirkung eines Produktes oder Lebensmittels allein verantwortlich. Das ist ein großer Irrtum. Tatsächlich ist diese Wissenschaft ein einziges Possentheater. Sie will das Wunder des Lebens durch die Chemie toter Stoffe erklären und übersieht die Kraft des Lebendigen.

Das zeigen z.B. die Forschungsergebnisse von Frau Dr. Schatalova, der Leiterin der medizinischen Auswahlkommission für die sowjetischen Kosmonauten. Sie fütterte Mäuse mit einem künstlichen Gemisch, das chemisch genau der Zusammensetzung von Milch entsprach mit allen nötigen Vitaminen, Mineralien und Spurenelementen. Die armen Tiere starben dabei noch schneller als diejenigen, die nur mit Wasser ernährt wurden. Mit ein paar Tropfen unbehandelter Milch zusätzlich ging es den Tierchen wieder besser. Der entscheidende Unterschied zwischen dem künstlichen Milchmix und unbehandelter echter Milch sind die Mikroorganismen, die in jeder Milch von Natur aus enthalten sind.

Außerdem kommt es nicht allein auf das Vorhandensein aller Stoffe an, sondern auf die biologische Energie, die allem Lebendigen innewohnt. Mikroorganismen, Wasser und alles, was sich von Natur aus gebildet hat, sind die Träger dieser Energie. Die Lebenskraft einiger Mikroorganismen ist so groß, dass sie sogar die unwirtlichen

Bedingungen im Weltall, ohne Sauerstoff, ohne Nahrung und Wasser, ohne Schutz vor den kosmischen Strahlen und bei extremster Kälte überleben. Und einiges spricht dafür, dass sie einen Teil dieser Lebenskraft auch auf uns übertragen können – zumindest die Mikroorganismen, die von Natur aus zur menschlichen Ernährung gehören. Das sind die Mikroorganismen in der Milch, auf den Kräutern, Beeren und Früchten. Das wird im Verlaufe dieses Buches noch näher beleuchtet.

Auch aus einem anderen Grund ist es nicht möglich, nur anhand von einzelnen Wirksubstanzen und rein chemischer Abläufe die vielfältige Wirkung von Mikroorganismen zu erfassen: Allein im menschlichen Darm entdeckte man bereits mehr als 400 verschiedene Arten von Mikroorganismen. Jede einzelne von ihnen produziert eine Vielzahl verschiedener Substanzen.

Forscher sind sich einig: Selbst wenn alle Wissenschaftler dieser Erde gemeinsam nur einen einzigen Mikroorganismus nachbauen wollten – sie würden scheitern. Falls dies doch gelänge, wäre damit nicht viel erreicht, denn alle Mikroorganismen im menschlichen Körper stehen in wechselseitiger Abhängigkeit zueinander. Sie bilden ein Ökosystem, vergleichbar mit einem Wald. Ein gesunder Wald ist von einer gesunden Umwelt abhängig – und umgekehrt! Genauso sind die Mikroorganismen in unserem Körper von einer gesunden Ernährung abhängig. Die Gesundheit ist wiederum von den Mikroorganismen in uns und in der Nahrung abhängig. Es ist ein in Jahrmillionen gewachsenes Zusammenspiel.

Stellen Sie sich vor, Sie würden alle chemischen Stoffe kennen, die im Wald von Pflanzen und Tieren erzeugt werden – das Ökosystem Wald bliebe trotzdem ein Rätsel. Der Gesamtzusammenhang ginge in der Fülle der Einzelheiten unter. Oder anders ausgedrückt: Alle Blätter zusammen machen noch keinen Wald.

Das Gleiche trifft auf Mikroorganismen zu. Allein die wichtigsten Forschungsergebnisse füllen mehr als tausend Seiten. Sie sagen aber nur aus, welche Substanzen entstehen und was einzelne Mikroorganismen bewirken – nicht, welche natürlichen Zusammenhänge zu beachten sind.

Mikroorganismen sind als lebendiger Teil eines funktionierenden Ganzen zu verstehen – als Bindeglied im Ökosystem Mensch. Sie sind lebenswichtig.

Wer ökologische Zusammenhänge erkennt, versteht auch die gesundheitliche Bedeutung und die wunderbare Wirkung gegorener Lebensmittel. Wer rein schulmedizinisch oder mechanistisch denkt, wird das Wunder des Lebens nie begreifen. Der wahre Lehrmeister ist die Natur. Das einzig verlässliche Wissen über Ernährung und Naturheilkunde ist das, was unsere Vorfahren schon seit Jahrtausenden aus Erfahrung und Naturbeobachtung als gut und wirksam erkannten. Deshalb werde ich in diesem Buch immer wieder auf die natürlichen Zusammenhänge und auf die uralten Erfahrungen zu sprechen kommen.

In diesem Buch erfahren Sie:

- warum bestimmte Mikroorganismen bzw. gegorene Lebensmittel so gesund sind und täglich verzehrt werden sollten;

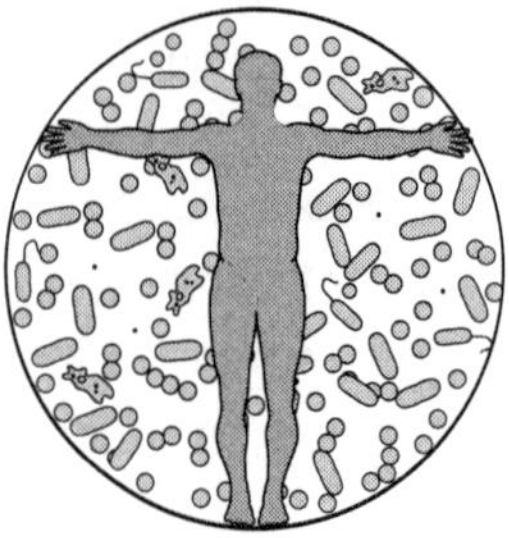

- weshalb sie für das Immunsystem und die Selbstheilungskräfte des Körpers so wichtig sind;
- wieso bestimmte Gärgetränke nach jeder Krebs-, Anti-Pilz-Therapie oder Antibiotikabehandlung eingenommen werden sollten;
- welche Mikroorganismen den Heilungserfolg einer ärztlichen Behandlung von Neurodermitis, Schuppenflechte und anderen Hauterkrankungen günstig beeinflussen;
- wie Sie nicht nur Ihren Darm, sondern auch die gesamten Körpersäfte, also Blut und Lymphe, mit gegorenen Getränken reinigen können;
- was bei der Auswahl der Produkte wesentlich ist; und vieles mehr.

Mikroorganismen – kraftvolle Lebensspender

Mikroorganismen werden seit ihrer Entdeckung hauptsächlich als Krankheitserreger oder Abfallverwerter betrachtet. Erst die Forschungsergebnisse der letzten Jahrzehnte stellen sie in ein völlig anderes Licht: Mikroorganismen sind Pioniere, Wegbegleiter und Förderer des Lebens. Wir sind aus Mikroorganismen entstanden und können nur mit deren Hilfe leben und überleben.

Krankheitserreger oder Gesundheitsbewahrer?

Mit Mikroorganismen begann alles Leben auf dieser Erde. Der Begriff „Mikroorganismus“ kommt aus dem Altgriechischen und bedeutet Kleinstlebewesen. Bakterien, Hefen, bestimmte Pilze, Viren und Algen zählen zu ihnen. Obwohl Mikroorganismen genau genommen keine Pflanzen sind, zählen sie zum Pflanzenreich.

Louis Pasteur und Robert Koch entlarvten vor gut einem Jahrhundert Bakterien als Erreger lebensgefährlicher Seuchen. Seitdem gelten die Mikroorganismen allgemein als Erzfeinde des Menschen. Wer das Wort Bakterien hört, denkt zuerst an Krankheit. Jedoch verdanken wir den Bakterien die Bekömmlichkeit von Sauerteigbrot, Joghurt und Kefir. In jedem Supermarkt finden Sie Joghurt mit „lebenden Lactobacillus-Kulturen“. Auch das sind Bakterien, die sogar gesund sein sollen. Ein Widerspruch?

Nein, denn es gibt nützliche und schädliche Bakterien, und es gibt gesunde und krankmachende Hefen. Dies trifft auch für Schimmelpilze zu: Verschimmeltes Brot gefährdet die Gesundheit, während Edelpilzkäse, das ist ein Käse, der mit Schimmelpilzen beimpft wird, nicht nur den Speiseplan bereichert, sondern auch das Immunsystem trainiert.

Schädliche Mikroorganismen sind normalerweise die Ausnahme. So wie es vielleicht unter eintausend Menschen einen Betrüger gibt und unter zehntausend einen Mörder, so sind auch unter den Bakterien die Killer selten.

Das Fundament des Lebens

Gesunde Mikroorganismen sind für Ihr Leben, für das Ihres Dackels oder Ihres Pferdes, ja selbst für Ihre Tomaten auf dem Balkon und alles andere, was lebt, unentbehrlich. Wie kommt das?

Um dies zu verstehen, müssen wir etwa dreieinhalb Milliarden Jahre zurückschauen, als sich die ersten Lebensformen aus der allgegenwärtigen Schöpfungskraft entwickelten: die Bakterien. Es gab damals weder Sauerstoff zum Atmen noch Pflanzen oder Tiere als Nahrung. Die Bakterien entwickelten erst die Voraussetzungen für die Entstehung höherer Lebensformen. Sie lernten, Energie aus allen möglichen chemischen Verbindungen zu gewinnen. 500 Millionen Jahre brauchten sie, dann konnten sie das Sonnenlicht als Energiequelle nutzen. Eine weitere Milliarde Jahre später setzten die Cyanobakterien in den Ozeanen erstmals Sauerstoff frei. So baute sich in vielen 100 Millionen Jahren eine Sauerstoffatmosphäre auf – lange bevor es Pflanzen gab.[4] Aus dem Sauerstoff der Atmosphäre entstand eine Ozonschicht, die den größten Teil der lebensfeindlichen UV-Strahlung zurückhielt. Ist es nicht ein Wunder, dass der Sauerstoffgehalt der Luft

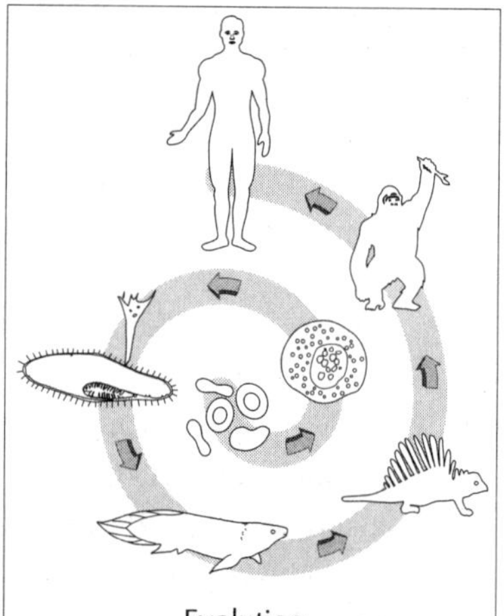
Evolution

und die durchschnittliche Temperatur der Erde über Jahrmilliarden so konstant bleibt? Selbst zwischen Eiszeiten und Warmperioden der Erde schwankt die durchschnittliche Temperatur nur um wenige Grad. Würde der Sauerstoffgehalt der Atmosphäre nur um wenige Prozent steigen, würden gewaltige Feuer die Erde verwüsten. Wäre der Sauerstoffanteil nur geringfügig niedriger, könnten wir und alle anderen Landbewohner nur schwerlich überleben. Auch dieses Wunder bewerkstelligen Mikroorganismen, die Cyanobakterien in den Ozeanen, als Teil der wunderbaren Schöpfung. Die Meere zu vergiften bedeutet, den eigenen Ast anzusägen, auf dem wir alle leben.

Nach etwa zwei bis drei Millionen Jahren schlossen sich einige Bakterien zu Zweckgemeinschaften zusammen. So entstanden die Mehrzeller. Das einzelne Bakterium spezialisierte sich im Verbund. Nach dem Motto: einer für alle, alle für einen – Symbiose genannt.

In der Zusammenarbeit gelang es den Mikroorganismen, besser zu überleben und neue Lebensräume zu erobern – ein gewaltiger Schritt der Evolution. Dadurch war der Weg frei für die Entwicklung höherer Lebensformen und für die Besiedelung der gesamten Erde. Aus den Mehrzellern entwickelten sich alle Lebewesen bis hin zum Menschen.

Die gegenseitige Hilfe hat sich bis heute bewährt. Alle Tiere, Pflanzen und auch der Mensch leben in Eintracht (Symbiose) mit Mikroorganismen. Es gibt aufbauende und abbauende Mikroorganismen. Die Aufbauenden erzeugen eine höhere Ordnung der Stoffe zum Aufbau von Lebensstrukturen, die Abbauenden (z.B. Bodenbakterien) wandeln organisches Material in Humus um. Wenn die Aufbauenden im menschlichen Körper die Oberhand haben, sind wir gesund. Sind die Abbauenden vorherrschend, sind wir krank oder tot. Es gibt auch Spezialisten unter den Mikroorganismen. Sie leben innerhalb der Lebewesen in Symbiose mit ihnen. Sie können etwas, was die Pflanze, das Tier oder der Mensch nicht fertig bringt. Einige Tiefseefische z.B. können in den dunklen Weiten des Ozeans wie mit einer Taschenlampe leuchten. In speziellen Kammern neben den Augen beherbergen sie dazu spezielle Mikroorganismen, die dieses Licht erzeugen. Wussten Sie, dass in Ihrem Körper die Energiegewinnung aus der Nahrung auch mit Hilfe von Mikroorganismen erfolgt? Wahrscheinlich nicht, denn diese Erkenntnis ist so neu, dass sie noch nicht in die Schulbücher aufgenommen wurde. Durch DNA-Analysen gelang der Beweis, dass die Energiezentralen in jeder Körperzelle, die so genannten Mitochondrien, aus mindestens zwei verschiedenen Mikroorganismen gebildet werden. Das behauptete bereits 1927 der amerikanische Biologe Ivan Wallin. Wallin wurde daraufhin von seinen Kollegen öffentlich niedergebrüllt.

Ohne Mikroorganismen gäbe es uns nicht. Sie waren nicht nur ein wichtiges Bindeglied in der Kette der Evolution, sie sind auch ständiger Begleiter und Förderer des Lebens:

- Milliarden Pilze und Bakterien im Boden verwandeln ständig die Abfallstoffe der Pflanzen und Tiere in organische Nährsubstanz. So entsteht ein fruchtbarer Humusboden – die Basis für gesundes Gemüse.

- Ein Baum kann sich sogar an einem nährstoffarmen Steinhang behaupten, wenn spezielle Mikroorganismen im Boden vorhanden sind, die den Stickstoff der Luft in Dünger verwandeln.

Überall, wo das Leben erblüht, gibt es Mikroorganismen in Hülle und Fülle.

- Säugetiere geben ihren Jungen mit der Muttermilch aufbauende Mikroorganismen (Bifido oder Bifidus genannt), damit sie die Milch besser verdauen können und gegen Infektionen geschützt sind.

- Unsere Erde wäre schon längst unbewohnbar, würden die abbauenden Mikroorganismen nicht den Abfall anderer Lebewesen wieder in fruchtbaren Boden verwandeln.

- Eine Kuh könnte von Gras überhaupt nicht leben. Erst Bakterien verwandeln die Zellulosefasern der Gräser in verdauliche Nahrung. Sie arbeiten milliardenfach im Pansen, dem besonderen Magen der Kuh. Auch Termiten können Holz nur über die Mikroorganismen im Darm verwerten.

➢ So mancher Hundezüchter gibt seinen Schützlingen gerne Pansen zum Fressen, weil die Hunde dadurch ein gesundes Fell bekommen. Roh soll der Pansen sein – Sie ahnen schon, warum: Nur so kommen die nützlichen Mikroorganismen lebend in den Darm des Hundes.

Das ist nun bitte nicht als eine Aufforderung zu verstehen, rohen Pansen oder Bodenbakterien zu essen. Ich möchte damit nur auf die unschätzbar wichtige Rolle der Mikroorganismen für das Leben hinweisen. In der Natur hat alles seinen angestammten Platz. Je nach der erforderlichen Aufgabe im Lebensprozess sind völlig unterschiedliche Mikroorganismen anzutreffen. Mikroorganismen, die im Pansen der Kuh die Verdauung der Gräser übernehmen, sind nicht für die Ernährung des Menschen bestimmt – obwohl man daraus bestimmt ein Medikament entwickeln könnte. Was den Pflanzen ein besseres und gesünderes Gedeihen beschert, muss nicht zwangsläufig auch für das menschliche Gedeihen von Vorteil sein. Wie unterschiedlich die Bodenbakterien und die Mikroorganismen in den Lebensmitteln sein müssen, zeigt schon folgendes Beispiel:

In der Erde sollen Getreidesamen bei wärmeren Temperaturen schnell keimen und gut wachsen. Bodenbakterien fördern dieses Wachstum. Gibt man nun Lebensmittelbakterien, z. B. die Milchsäurekulturen aus der Milch in die Erde, behindern sie eher das Wachstum der Pflanze und das Keimen der Saat. Klar, schließlich wäre es fatal, wenn unzerkaute Getreidekörner im Darm keimen würden. Die möglichen Folgen wären Darmverstopfung und letztendlich ein lebensgefährlicher Darmverschluss! Das verhindern die Milchsäurekulturen, die in der Milch, auf dem Gemüse, auf dem Obst, den Beeren und den Kräutern zu finden sind. Wie perfekt doch in der Natur alles zusammenpasst.

Ich spüre jetzt, wie einige Leser hellhörig werden. Sind doch gerade in den letzten Jahren mit Bodenbakterien hergestellte Produkte auf den Markt gekommen, die selbst bei Krebs geradezu sagenhafte Genesungserfolge erzielen sollen. Das liegt angeblich an der hohen antioxidativen Kraft. Selbst Metallknöpfe an der Wäsche rosten nicht, wenn einige der Bodenbakterienpräparate dem Waschpulver zugegeben werden. Ein weiterer Grund, warum derartige Produkte scheinbar auch für den Menschen gut sein müssen.

Unsere Vorfahren nutzten alle Naturheilmittel. Sie kannten Heilmethoden, die wir heute nur erahnen. Haben sie die Heilkraft der Bodenbakterien übersehen? Warum ist der Verzehr von Humus, der viele Bodenbakterien enthält, niemals als Naturheilverfahren überliefert worden? Wenn Erde als Heilmittel verzehrt wurde, waren es Tonerden, die gegenüber dem Humus arm an Bodenbakterien sind. Heilerde kann Giftstoffe und überschüssige Säuren im Verdauungstrakt binden und teilweise neutralisieren. Schon früher bewährt und noch heute beliebt sind Humus- oder Moorbäder (als besondere Humusform) bei Erkrankungen des Bewegungsapparates wie beispielsweise Rheuma. Bäder, warme Packungen und kalte Moorumschläge mit Moor wirken lindernd und wohltuend. Das Moor in Moorbädern gibt die gespeicherte Wärme nur sehr langsam ab, dafür aber umso intensiver. Schlecht durchblutete Körperteile werden so wesentlich stärker erwärmt als beispielsweise im Wasser. Die Wärme dringt zudem auch bis ins Innere der Gelenke vor, wo zusätzlich der Stoffwechsel angeregt wird. Moor bewirkt in unserem Organismus noch weit komplexere Heilungsprozesse. Aber immer wurden Moor und Humus ausschließlich äußerlich angewendet, niemals als Lebensmittel verwendet. Zur inneren Anwendung nahm man nur die reinen Mineralerden, die arm an Mikroorganismen sind. Wichtig ist auch zu erwähnen, dass Heilerden grundsätzlich nur kurzzeitig eingenommen wurden, um schädigende Substanzen im Darm zu binden. Niemals als ständige Nahrungsergänzung, wie es heute bei manchen Mode ist.

Wie wichtig die Bodenbakterien für das Pflanzenwachstum sind, entdeckten vor über 60 Jahren der deutsche Arzt und Mikrobiologe Dr. Hans Peter Rusch (1906-1977) und der schweizer Biologe Dr. Hans Müller. Sie waren die Pioniere des biologischen Landbaus und übertrugen die Erkenntnisse auch auf den Menschen. Dr. Rusch verwies auf den Zusammenhang der Gesundheit von Boden, Pflanze, Tier und Mensch. Nach seinen Beobachtungen wirkt sich stickstoffgedüngtes Gemüse negativ auf die Gärprozesse aus und fördert Fäulnisbakterien auf der Pflanze und im Darm. Er empfahl daher, Lebensmittel nur aus biologischem Anbau zu verwenden. Ein gesunder, lebendiger Boden bringt auch gesunde Lebensmittel hervor.

Die weitere Forschung der damaligen Zeit konzentrierte sich auf das im Dickdarm gefundene Kolibakterium, „Escherischia coli". Dieses nützliche Bakterium hatte schon Dr. Alfred Nissle im Jahre 1912 entdeckt. Interessierte Ärzte fanden sich zusammen und gründeten 1954 den „Arbeitskreis Mikrobiologische Therapie". Heute ist aus den damaligen Entdeckungen eine bedeutende Firma entstanden, die Präparate mit lebenden Mikroorganismen zur Symbioselenkung im Darm anbietet. Mit Escherischia coli-Präparaten wird das Immunsystem gestärkt und eine gute Dickdarmflora gefördert. Die wichtigen Milchsäurebakterien im Dünndarm konnte man damals noch nicht nachweisen. So blieb ihre wichtige Rolle vorerst unentdeckt.

Die Escherischia coli-Bakterien im Darm haben ihre natürliche Nische nur im Dickdarm. Es gibt verschiedene Escherischia-Stämme. Die einen leben in Symbiose mit dem Menschen, die anderen schädigen ihn. Die harmlosen verdrängen fremde, pathogene (schädliche) Escherischia coli-Bakterien. In den übrigen Verdauungstrakt gehören E. coli naturgemäß nicht, weder die in Symbiose lebenden, noch die schädlichen. Lebensmittelrechtlich dürfen derartige Darmkeime deshalb nicht eingesetzt werden. Aus diesem Grund hat damals die Ernährungswissenschaft die allgemeinen Erkenntnisse über den gesundheitlichen Wert der Mikroorganismen nicht aufgegriffen. Weil E. coli nicht in den übrigen Verdauungstrakt gehören, wird das Immunsystem besonders stark stimuliert, wenn dieser Keim geschluckt wird. Das Immunsystem möchte ja Fremdbakterien abwehren. Diese gesteigerte Abwehrreaktion ist die Hauptursache der Heilerfolge.

Die im Darm gefundenen Mikroorganismen nannte man „physiologische Bakterien" und erkannte deren wichtige Rolle im Stoffwechselgeschehen und in der Infektionsabwehr. *„Da es sich um Lebewesen handelt, die in ungeheuren Massen auf unseren Schleimhäuten leben und deren Zahl in die Billionen geht, Lebewesen, die sich bei günstigen Bedingungen ohne Unterlass vermehren in einer Geschwindigkeit, wie es das sonst nirgendwo gibt, und da diese Lebewesen überall da stehen, wo*

Nährstoffe aus der Umwelt in den inneren Kreislauf unseres Organismus eintreten, dürfte ihr Stoffwechsel für die Erhaltung und den Aufbau unserer Zellen, unserer Gewebe, überhaupt des ganzen Organismus eine entscheidende Bedeutung besitzen.“

Es gelang Dr. Rusch schon damals, neben den Erfolgen bei Darmerkrankungen auch *„eine Venenentzündung, eine Nierenentzündung, eine Leberentzündung, eine Brustdrüsenentzündung und vieles andere eindeutig günstig zu beeinflussen und solche Krankheiten auf die gleiche Weise auch alsbald zur vollen Heilung zu bringen.“* Auch sein Förderer, der berühmte Kinderarzt Prof. H. Mommsen erkannte: *„Leben in gesunder Form kann auf die Dauer nur durch Zufuhr lebender Substanz erhalten werden.“*

Leben in gesunder Form kann auf die Dauer nur durch Zufuhr lebender Substanz erhalten werden.

Die Landwirtschaft beachtete die genialen Erkenntnisse von Dr. Rusch und Dr. Müller kaum, sondern setzte auf Kunstdünger. Kunstdünger bringt ein rasches Pflanzenwachstum, mindert aber bei Daueranwendung die Lebendigkeit und die biologische Güte des Bodens und damit der Pflanzen. Die Pflanzen werden krankheitsanfälliger. Ein erhöhter Einsatz von Pestiziden wird nötig. Das senkt weiter die Heilqualität der Pflanzen. Ein Negativkreislauf für Mensch und Natur. Parallelen zur Nahrungs-Ergänzungsmittel-Industrie sind unverkennbar. Vitamine und Mineralien klingen gesund und sind es auch. Wenn diese jedoch aus Feinchemikalien zusammengesetzt sind, wird die Nahrungsergänzungs-Industrie zur Kunstdünger-Industrie. Was für den Boden gilt, ist vom Prinzip her auch für den Menschen gültig.

Heute werden die Bodenbakterien durch die Forschungen eines japanischen Agrarwissenschaftlers weltweit mehr beachtet. Prof Dr. Teruo Higa lehrt Agrarwissenschaft an der Universität Ryukyus auf Okinawa (Japan). Er experimentierte mit Bodenbakterien. Die überflüssigen Bakterien warf er zuerst achtlos auf das Gelände vor seinem Laboratorium. Eines Tages beobachtete er, wie dort, wo er die Mikroorganismen auf die Erde geschüttet hatte, die Pflanzen wesentlich besser wuchsen. Besseres Pflanzenwachstum, mehr Ertrag, das kann Hunger und Elend auf der Welt mildern. Dieser Gedanke begeistert jeden Agrarwissenschaftler. Endlich eine natürliche Alternative zur chemischen Düngemittelindustrie. Nach vielen Jahren der Forschung hatte er die wichtigsten Bodenbakterien isoliert und in ein Präparat zusammengefügt. Dieses Produkt ging als Sensation um die Erde. Die Erträge der Landwirtschaft ließen sich damit steigern. Die Pflanzen werden wesentlich widerstandsfähiger gegen Krankheiten. Selbst die stinkende Gülle verliert den unangenehmen Geruch, wenn Präparate mit Bodenbakterien dazugegeben werden. Weitere Präparate wurden von anderen auf Grund dieser Bodenbakterien entwickelt, und die Anwendung wurde vereinfacht. In der Massentierhaltung bewährten sich die Zauberbakterien ebenfalls. Der Gestank der tierischen Exkremente verschwindet, die Tiere werden resistenter und nehmen schneller an Gewicht zu. Selbst verschimmelte Wände in ungenügend belüfteten und feuchten Gebäudeecken werden wieder pilzfrei. Einfach sensationell. Besser und ursächlicher wäre es natürlich, gesünder zu bauen oder die Feuchtigkeit aus den Wänden zu bringen und die Räume besser zu durchlüften. Diese desinfizierende Eigenschaft kennt man auch vom Essig. Wer im Kühlschrank Schimmelbildung vermeiden möchte, reinigt ihn innen mit Essig, der noch die Essigbakterien enthält (also nicht Essigessenz).

Was für den Boden gut ist, muss auch den Menschen nützen. Dieser Gedanke liegt nahe. Und die Erfolge scheinen dies zu bestätigen. Es wurden mit Hilfe von Bodenbakterien und Milchsäurebakterien Präparate entwickelt, die als Nahrungsergänzung für den Menschen gedacht sind. Die Präparate bewährten sich bei Krebs und angeblich bei vielen weiteren Zivilisationserkrankungen. Präparate, die mit Bodenbakterien hergestellt sind, haben eine sehr hohe antioxidative Eigenschaft.

Wozu schreibe ich dieses Buch über Gärprodukte, wie Kefir, Joghurt und milchsauer vergorene Lebensmittel, wenn doch Bodenbakterien für alle Lebenslagen gut zu sein scheinen und auch noch starke Antioxidantien enthalten? Eine gute Frage, die ich auf den folgenden Seiten beantworten werde.

Bodenbakterien und Antioxidantien – Retter in der Not

Viele Bodenbakterien erzeugen Antioxidantien, die in Art und Intensität der Stoffwechsel des Menschen nicht kennt. **Alles, was unphysiologisch wirkt, hat auch unphysiologische Wirkungen!** Was bedeutet das? Der menschliche Organismus ist ideal und mit all seinen Sinnen auf die Lebensmittel eingestellt, die ihn seit Urzeiten ernährt und gesund erhalten haben. Über Aroma, Aussehen, Geschmack und Festigkeit gibt uns die Pflanze über unsere Sinne eine Botschaft. Unreifes Obst z.B. ist noch hart, schmeckt sauer, sieht noch grün aus und verursacht Durchfall, wenn der Mensch diese Signale missachtet. Reife Früchte dagegen entwickeln warme Farbtöne, entfalten ein verlockendes Aroma und sind weich und saftig. Über seine Sinne nimmt der Mensch diese Botschaft wahr und trifft über den „Inneren Autopiloten" die richtige Auswahl der Lebensmittel nach der individuell benötigten Art und Menge. Dieses Wissen muss nicht angelesen werden. Es ist in den Genen gespeichert und beruht auch auf Erfahrungen besonders aus der Kindheit. Isst der Mensch trotzdem zu viel oder das Falsche, signalisiert es der Körper. Man hat plötzlich keinen Appetit mehr auf das entsprechende Lebensmittel. Isst jemand trotzdem weiter, kommt es zwangsläufig zum Erbrechen. Isst er zu wenig, entsteht ein Heißhunger auf diejenigen Lebensmittel, die genau das enthalten, was momentan benötigt wird. Das kennen wir auch von Schwangeren, die plötzlich Appetit auf Gurken oder Heringe bekommen. Das ist auch ein Zeichen einer nicht ausreichenden Versorgung mit Vitalstoffen, Mineralien oder Spurenelementen. Der „Innere Autopilot" benötigt unverfälschte Sinneseindrücke – Schmecken, Riechen, Sehen und das Gaumengefühl –, um uns mit absoluter Sicherheit die richtige Lebensmittelauswahl treffen zu lassen. Gegorene Lebensmittel „kennt" der Innere Autopilot. Daher erübrigt sich die Frage nach dem täglichen Bedarf. Das gibt von alleine der Appetit vor.

Der „Innere Autopilot" versagt bei denaturierten Lebensmitteln, die durch Aromen, Geschmacksverstärker, weißen Zucker, Salz oder Fettzugabe unnatürlich verändert sind. Das begünstigt eine Fehlernährung. Die schädlichen Folgen sind an der zunehmenden Fettleibigkeit auch schon bei Jugendlichen zu sehen. Mit derartig manipulierten Lebensmitteln fällt es Kleinkindern schwer, die körpereigene Intelligenz für die richtige Lebensmittelauswahl und Menge zu entwickeln.

Vermeiden Sie aromatisierte Lebensmittel. Aromazusätze zeugen meist von minderer Qualität.

Fehlernährung, Bewegungsmangel und ein Mangel an gesunden Mikroorganismen aus gegorenen Lebensmitteln sind die Ursache vieler so genannter Zivilisationserkrankungen. Dieses ruft natürlich einen neuen Industriezweig hervor: Die Nahrungsergänzungsbranche boomt mit unzähligen Angeboten aus exotischen Früchten, Präparaten, Algen oder Gräsern, die angeblich die verlorene Gesundheit zurückbringen sollen. Manchmal helfen sie, nicht selten bringen sie den Stoffwechsel jedoch nur noch weiter in Unordnung.

Der „Innere Autopilot“ versagt auch bei allen unphysiologischen Produkten wie Tabletten oder hochdosierten Vitaminpräparaten, und auch bei Naturprodukten, die nie der Ernährung dienten. Deshalb muss die Dosierung vorgegeben und genau eingehalten werden, damit es nicht zu Stoffwechselentgleisungen kommen kann. Auch mit Bodenbakterien hat der menschliche Organismus keine Erfahrungen. Bei Gesunden können so ernsthafte Stoffwechselstörungen nicht ausgeschlossen werden. Deshalb empfehle ich: Lasst die Algen den Enten und Karpfen, lasst die exotischen Früchte den dort im Ursprungsland heimischen Menschen und lasst die Bodenbakterien dem Boden und den Wurzeln der Pflanzen. Derartige Produkte sollten lediglich als Medikament oder Retter in der Not verwendet werden. Ein Medikament soll ja gerade durch eine Störung des Stoffwechsels etwas, was aus dem Lot geraten ist, anstoßen, damit der Körper die Heilung selbst einleiten kann. Niemals darf es ohne zwingenden Grund zur ständigen Nahrungsergänzung dienen.

So, jetzt wissen Sie, warum ich dieses Buch über gegorene Getränke schreibe. Sie wirken nicht so sensationell wie körperfremde Antibiotika oder hochkonzentrierte Wirkstoffe. Und doch sind sie der Gesundheit auf Dauer förderlicher als so manches andere Wundermittel. Das Entscheidende ist aber: Der menschliche Stoffwechsel kennt sie seit Jahrhunderttausenden, und sie vollbringen im Körper Erstaunliches – wie Sie noch lesen werden.

Folgender Vergleich macht die Wirkung von Medikamenten – ob aus Bodenbakterien, kolloidalem Silber oder sonstigen antibiotischen Substanzen hergestellt – im Vergleich zu Gärgetränken mit gesunden Mikroorganismen anschaulich: Stellen Sie sich eine Krankheit als Rost auf einer Metalloberfläche vor. Der Rost gibt uns eine Botschaft. Hier stimmt etwas nicht, es fehlt an Rostschutzfarbe, oder das Metall sollte nicht draußen liegen bleiben. Richtig wäre es nun, das Metall zu schützen und den Rost wegzupolieren. Übertragen auf den Menschen bedeutet dies, durch gesunde Lebensmittel vorzubeugen und mit entsprechenden gegorenen Getränken, frischer Luft, gutem Wasser und positiven Gedanken die Schäden rückgängig zu machen. Das dauert lange, aber es wirkt grundsätzlich. Wenn nun das Metall soweit geschädigt ist, dass sich schon ein Loch gebildet hat, dann hilft tatsächlich nur noch zuspachteln und überlackieren. So ist es auch bei den Folgen einer jahrzehntelangen Fehlernährung. Eine Erkrankung zeigt uns genau wie bei dem Rost auf dem Metall an: Hier ist etwas zu verändern. Wenn die Erkrankung soweit fortgeschritten ist, dass eine Verhaltens- und Ernährungsumstellung nicht schnell genug hilft, dann machen Medikamente als Notlösung oder Anstoß einen Sinn. Dann sind auch mit Bodenbakterien hergestellte Präparate angebracht, wenn deren Anwendungsbereich, Dosierung und Nebenwirkungen genau angegeben sind. Es gibt einige mit Bodenbakterien hergestellte Präparate auf dem Markt, die ganz harmlos als mit Milchsäurebakterien vergorene Kräutersäfte deklariert sind. So harmlos wie echte Milchsäureprodukte sind sie keinesfalls. Zwar wurden die Bodenbakterien durch Ultrafiltration entfernt, nicht jedoch die von ihnen produzierten antibiotisch wirkenden Stoffe. Derartige Produkte werden meist in Kunststoffflaschen angeboten.

Auch in vielen Pflanzen und gegorenen Lebensmitteln, wie z.B. Joghurt, sind antibiotisch wirkende Stoffe enthalten. Sie wirken aber in

Harmonie mit dem Organismus. Deshalb nenne ich sie Probiotika (übersetzt: für das Leben) statt Antibiotika. Milchsäure ist eines dieser Stoffwechselprodukte gesunder Mikroorganismen. Sie ist in natürlicher Form und Menge sehr gesund. Ein weiterer Punkt, der für die Verwendung gegorener Getränke statt stark wirksamer Präparate spricht: Joghurt und Kefir enthalten Probiotika, also Substanzen, die das gesunde Leben im Darm fördern und die Ansiedelung unerwünschter Bakterien erschweren. Auf diese förderlichen Substanzen ist der gesamte Körper eingestellt. Sie schädigen weder die Darmflora noch die Mitochondrien und Symbionten im Körper.

Antibiotika wirken, wie schon der Name sagt, gegen das Leben, gegen die gesunden Mikroorganismen im Darm, gegen die Energiezentralen in den Zellen, die Mitochondrien, und gegen die Symbionten im gesamten Körper. Auf die Themen Antibiotika und Probiotika gehe ich im Buch noch näher ein. Bei Gesunden können Antibiotika in einen Teufelskreis führen, Stoffwechsel und Mitochondrien schädigen und langfristige Darmschäden verursachen. Bei Kranken können Antibiotika Leben retten. Bodenbakterien-Präparate sind Medikamente, hochwirksam und effektiv. Etwas, was auch die Pharmaindustrie schon lange nutzt. Allerdings setzt sie nur auf Einzelwirkstoffe. Die Vielfalt der Bodenbakterien erzeugt dagegen eine Vielzahl an verschiedenen Antibiotika, wodurch die giftigen Wirkungen einzelner Substanzen gemildert werden. Zusätzlich enthalten derartige Produkte Kräuter, die das Immunsystem stärken und die Ausscheidung von Giftstoffen fördern. Das ist ein wichtiger Faktor, denn Antibiotika schwächen im Allgemeinen das Immunsystem. Dies wird von herkömmlichen Pharmaprodukten leider selten beachtet. Andererseits können einzelne Antibiotika gezielter eingesetzt werden.

Ein hochwirksames Medikament, welches aus Mikroorganismen des Bodens hergestellt wird, ist Penicillin. Als es zum ersten Mal mit überragendem Erfolg eingesetzt wurde, glaubte die Medizin, ein Wundermittel gegen alles gefunden zu haben. Heute geht der verantwortungsvolle Arzt sehr vorsichtig damit um; er gibt derartige Produkte nur im Notfall. Mittlerweile wissen Mediziner und Laien gleichermaßen, dass sich die Folgeschäden nach Antibiotika-Behandlungen oft erst nach Jahrzehnten zeigen können.

Eine bedeutende Gruppe der Bodenbakterien sind die Aktinomyzeten. Sie werden auch Strahlenpilze genannt. Sie können im Mund, in der Vagina und bei Tieren auftreten. Aktinomyzeten können auch Krankheiten auslösen, wenn sie durch eine offene Wunde in den Organismus eindringen. Aktinomyzeten erzeugen hochwirksame Antibiotika wie Actinomycin, Dactinomycin, Actinorhodin und viele mehr. Diese Antibiotika haben sich in der Krebstherapie bewährt. Sie stoppen das Wachstum von Tumoren und haben so vielen Menschen das Leben gerettet. Allerdings wirken Antibiotika nicht auf die Ursache. Krebs bildet sich ja nicht ohne Grund. Erst die Behebung der krankmachenden Lebensumstände ist die Voraussetzung zu einer Heilung im eigentlichen Sinne.

Die modernen Nahrungsergänzungs-Präparate auf Basis von Bodenbakterien wirken dort, wo auch die Antibiotika der Aktinomyzeten helfen – mit ähnlichen Ergebnissen. Deshalb erscheint mir die Behauptung, dass die Wirkung dieser Präparate in einer hohen antioxidativen Kraft begründet liegt, eher zweifelhaft. Antioxidantien unterscheiden sich in ihrer Wirkungsweise grundlegend von Antibiotika. Sie verhindern, dass freie Radikale die Zellen schädigen. Im menschlichen Organismus bilden sich ständig diese so genannten „freien Radikale". Umweltbelastungen, manche Medikamente und Lebensmittelzusatzstoffe, Genussmittel wie Kaffee, Sport, Stress und vieles mehr verstärken deren Entstehung. Freie Radikale schädigen die Körperzellen, schwächen den gesamten menschlichen Organismus und können so zu einer vorzeitigen Alterung führen. Einfach ausgedrückt: Freie Radikale verursachen das „Verrosten" der Körperzellen. Freie Radikale sind die Wegbereiter für schnelles Altern und Krankheiten wie Gefäßverkalkung, Rheuma und vor allem Krebs. Präventivmediziner sprechen von „oxidativem Stress", unter dem der moderne Wohlstandsmensch leidet, und der eine ernste Bedrohung der allgemeinen Fitness und Gesundheit darstellt. Um dem entgegenzuwirken, müssen die freien

Radikale abgefangen und unschädlich gemacht werden. Das leisten die Antioxidantien, sie verhindern wirksam das „Rosten der Körperzellen“.

Das positive Ergebnis durch die Anwendung von Antioxidantien würde man z.B. bei Versuchen mit Zwillingen erst nach Jahren sehen, wenn einer sich ausreichend mit Antioxidantien schützen würde und der andere nicht. Die Haut würde bei demjenigen ohne ausreichenden Schutz früher altern und runzelig werden. Ähnliches spielt sich auch bei den inneren Organen ab.

Ohne ausreichenden Schutz wird der Körper anfälliger für Erkrankungen und kann Schäden nicht mehr vollständig reparieren. Auch die Gelenke verschleißen stärker. Das Cholesterin in den Arterien oxidiert ohne ausreichende Antioxidantien, und als Folge davon setzen sich die Arterien schneller mit Ablagerungen zu. Wer nun glaubt, er müsste nur die stärksten Antioxidantien in Form von Nahrungsergänzungs-Produkten schlucken, um sich optimal zu schützen, ist möglicherweise auf dem Holzweg. Eines der stärksten Antioxidantien ist z.B. das Kondensat im Zigarettenfilter. Auf die Idee, dieses Filtersubstrat zur Nahrungsergänzung anzubieten, kam zum Glück noch niemand. Denn sehr starke unphysiologische Antioxidantien wirken auf die Mitochondrien, also die Energiezentralen jeder Körperzelle, wie ein Atemgift! Sie stören den Stoffwechsel und können chronische Erkrankungen hervorrufen. Zu wenig Antioxidantien schaden, zu viel von deren Kraft auch. Wie aber soll es möglich sein, ohne wissenschaftliche Messungen die richtige Dosis und die Art der Antioxidantien zu ermitteln?

Ganz einfach:

Essen Sie nur die Lebensmittel, die von Natur aus zur menschlichen Ernährung gehören, und die sich über Jahrtausende bewährt haben. Hierauf ist der menschliche Organismus eingestellt. Ein komplizierter innerer Regelmechanismus – mehr noch, eine innere körpereigene Intelligenz – sorgt dann über die Sinne geleitet für das gesunde Gleichgewicht zwischen Antioxidation und Oxidation ohne negative Nebenwirkungen.

Die heute nötige Ergänzung mit Antioxidantien kann auf vollkommen natürliche Weise gedeckt werden. Bisher glaubte die Wissenschaft, Vitamine wären die besten Antioxidantien. Diese Ansicht ist überholt. Die Forschungsergebnisse des USDA Human Nutrition Research Center unter der Leitung von Prof. Prior brachten ein völlig anderes Ergebnis: *„Die antioxidative Kraft der meisten Flavonoide (bioaktive Pflanzenstoffe) ist wesentlich stärker als die Wirkung der Vitamine A (Beta-Carotin), E und C.“* Das Team um Prof. Prior entwickelte eine neue Messmethode, um auch die antioxidative Kraft der Bioaktivstoffe zu erfassen (ORAC). Dies kann die herkömmliche Messmethode nämlich nur unvollständig. Das neue ORAC-Messverfahren rehabilitiert die Natur. Es beweist, was unsere großen Naturheilkundigen schon immer wussten: Die wirksamsten Antioxidantien sind nicht die Vitamine, sondern die roten und blauen Beeren und Früchte! Je dunkler und intensiver die Farbe, desto besser die schützende Wirkung.

Diese Gesundheitsschätze kannten und nutzten bereits unsere Vorfahren. Pfarrer Kneipp empfahl aus gutem Grund, vor jedem Holunderbusch den Hut zu ziehen. Holunderbeeren sind nicht nur gesund, sondern zusammen mit Magnesium auch für Sportler geradezu die ideale Ergänzung, um dem antioxidativen Stress entgegenzuwirken. Auch andere blaue Beeren sind geradezu ein Geschenk der Natur. Heidelbeeren (Blaubeeren) helfen, Darmkrankheiten zu heilen, und sind sehr wirksam bei Durchfallerkrankungen, besonders in Kombination mit natürlichen Gärgetränken auf Lactobacillus- und Naturhefebasis.

In Japan gelten unsere heimischen Heidelbeeren und schwarze Johannisbeeren als der Geheimtipp, um länger jung zu bleiben, zum Schutz der Arterien und zur Erhaltung des Sehvermögens. Während es in unserem Kulturkreis Mode geworden ist, auf exotische Früchte zu setzen wie Ananas und Noni, setzen Asiaten auf unsere heimischen Beerenfrüchte – wir leben in einer verrückten Zeit.

Bioaktive Pflanzenstoffe sind mittlerweile die neuen Stars der Gesundheitsvorsorge geworden. Internationale Forschungen belegen deren

Wirkungsspektrum: Bioaktivstoffe beugen Krebs vor, schützen Herz und Kreislauf, hemmen Bakterien und sogar Viren, sind entzündungshemmend, blutdruckregulierend und regen das Immunsystem an.

Unser gesamter Stoffwechsel ist auf die tägliche Zufuhr von mehr als 10.000 verschiedenen Bioaktivstoffen eingerichtet. Das bedeutet natürlich nicht, dass bioaktive Pflanzenstoffe die Vitamine ersetzen. Im Gegenteil, alles arbeitet sinnvoll zusammen. Ideal wäre eine Breitbandergänzung in möglichst natürlicher Form. Für den umfangreichen Zellschutz benötigt man aus heutiger Sicht die Vitamine A, C, E, Selen, Zink und viele weitere pflanzliche Wirkstoffe und Spurenelemente. Natur bedeutet eben Vielfalt und ist nicht so einfältig wie die Denkweise unserer mechanistisch geschulten Chemiker. Ob Aloe Vera, Noni oder Bodenbakterien-Präparate, sie alle enthalten z.B. kaum fettlösliche Vitamine. Deren Schutzwirkung ist nicht ausreichend. Wenn eine Substanz dieser Liste in der Ernährung fehlt oder nur mangelhaft zugeführt wird, gibt es auch im menschlichen Organismus Lücken im Schutzschild. Die Schutzkette ist nur so stark wie das schwächste Glied! Das hat bei einer Mangelversorgung einen vorzeitigen Tod oder ein längeres Siechtum im Alter zur Folge. Deshalb setzen Sie niemals zum Schutz Ihrer Körperzellen auf einzelne „Wundermittel", sondern auf die Vielfalt der Pflanzen. In Nüssen und Samen finden sich viele fettlösliche Vitamine und die vitaminähnlich wirkenden Fettsäuren, in Gemüse, Obst und Kräutern dagegen hauptsächlich die wasserlöslichen Vitamine. In gegorenen Lebensmitteln wiederum sind reichlich organische Säuren, wie die Milchsäure, und lebende Mikroorganismen zur Unterstützung des Immunsystems im Darm. Erst alles kombiniert liefert einen Rundumschutz.

Und hier schließt sich der natürliche Kreis zu einem sinnvollen Ganzen: Gesunde Mikroorganismen im Boden sind die Voraussetzung für gesunde Pflanzen; ein gesunder Boden sorgt für ausreichend Mineralien und Spurenelemente im Gemüse und Obst; auf gesunden Pflanzen gedeihen bioaktive Mikroorganismen, die zusammen mit den Bioaktivstoffen den Menschen optimal dienen; die schon seit Urzeiten bewährten Gärgetränke wiederum enthalten und vervielfachen die Wirkung dieser gesunden bioaktiven Mikroorganismen und sorgen gleichzeitig dafür, dass die Mineralien und Spurenelemente besser aufgenommen werden; das ist die Voraussetzung zur Bewahrung der körperlichen Gesundheit; ein gesunder Mensch entwickelt besser einen gesunden Verstand; ein gesunder Verstand wiederum fördert und erhält das Leben auf der Erde.

Heute setzen viele Menschen zur Heilung ihrer Erkrankungen auf Medikamente und Hilfsmittel. Doch weder die Ursachen einer Erkrankung noch die Probleme der Welt können durch etwas Externes grundlegend gelöst werden. Nur durch inneren Wandel, durch Erkenntnis und Beachtung der geistigen und der Naturgesetze wandelt sich der Mensch und damit die Welt. Indem wir den Sinn der wunderbaren Naturgesetze von der Ursache her begreifen, wird es selbstverständlich, sie zu beachten.

Wenn es möglich geworden ist, mittels bestimmter Bodenbakterien den penetranten Gestank der Gülle zu neutralisieren, empfinden wir dieses als Fortschritt und Gewinn für die leidgeprüften Anwohner. Aber löst dieses Vorgehen das eigentliche Fehlverhalten, die pervertierte Massentierhaltung, dank derer es möglich ist, billiges Fleisch in großen Mengen zu produzieren? Diese anscheinend so segensreichen Bodenbakterien-Präparate überdecken in Wahrheit die Warnsignale einer naturfremden und auf Massenproduktion aufgebauten Landwirtschafts-Industrie. Der beißende Güllegeruch weist uns auf etwas hin, das nicht der natürlichen Ordnung entspricht, vergleichbar mit einer Krankheit. Gestank zu beseitigen ist eine reine Symptombekämpfung, genau wie beim Menschen. Wer seine Verdauung und seinen Darm mit Unmengen an Fleisch überlastet, kann zwar durch gegorene Getränke die negativen Auswirkungen mildern, nicht aber ganz beseitigen. Wer seinen Darm zur Fäulnisgrube macht und die Darmwände durch Antibiotika und unverträgliche Lebensmittel schädigt, kann z.B. durch Aloe Vera seine Entzündungen im Darm zwar reduzieren, wird das eigentliche Grundübel, die Fehlernährung, jedoch nicht geändert, so schreitet die Selbstvergiftung des Darmes und des Gesamtorganismus fort, ohne die Warnsignale des Organismus noch wahrnehmen zu können.

Der Agrarwissenschaftler und Ökopionier Herr Dr. Helmut Hüsgen von der Akademie „Naturgemäß Leben e.V." wies mich auf weitere Erkenntnisse aus der Bodenforschung hin, die sich gleichermaßen auf den Menschen übertragen lassen: Präparate mit Bodenbakterien in Verbindung mit Melasse verhelfen den Pflanzen zu einer besseren Frostresistenz. Einerseits eine große Hilfe für die Landwirtschaft, jedoch liegt das ursprüngliche Problem darin begründet, dass durch die großen Anbauflächen die Schutzgürtel aus großen Laubbäumen der Ökonomie weichen mussten.

Diese Schutzgürtel boten den Pflanzen Wind-und Frostschutz – ihr Laub im Herbst bietet eine schützende Laubdecke. „Unter Laub und Mulch entfaltet sich von selbst eine reiche Mikroorganismenflora, sodass sich die zusätzliche Gabe von Mikroorganismen erübrigt", so Dr. Hüsgens. Die Akademie entwickelt Methoden, die der Natur und dem Menschen ursächlich helfen sollen.

Und welcher „Schutzgürtel" sorgt für eine gesunde Darmflora beim Menschen? Eine überwiegend pflanzliche Ernährung mit natürlichem Ballaststoffgehalt und gesunden Mikroorganismen aus vergorenen Getränken und Gemüsen. Auch hier ist normalerweise eine zusätzliche Gabe von Mikroorganismenpräparaten nicht erforderlich, es sei denn, die Darmflora wurde z.B. durch Antibiotika geschädigt.

So wie eine Laubdecke den Boden belebt, vitalisiert pflanzliche Nahrung das Leben im Darm, die gesunde Darmflora. Humus hebt die Güte und Fruchtbarkeit des Bodens; gegorene Lebensmittel leisten das Gleiche für den Menschen. Humus ist vorverdautes Pflanzenmaterial, Gärgetränke sind vorverdautes Gemüse und Obst. Das entlastet die Verdauungsorgane und gibt so die Energie, die für die Verdauung nötig wäre, als Energie fürs Leben frei!

Die „Wurzel“ der Gesundheit

Der menschliche Darm ist die Wurzel unserer Gesundheit. Die Vorgänge im Darm sind vergleichbar mit den Vorgängen in und auf dem Ackerboden. Mikroorganismen spielen auch hier eine Schlüsselrolle. So wie Bodenbakterien den Boden fruchtbar und gesund erhalten, sind die Lebensmittelbakterien (Milchsäurekulturen und Hefen) Vitalstofffabrik und Gesundheitspolizei in unserem Darm. Sie bilden einen großen Teil des Immunsystems und unterstützen die Verdauung.

Bekanntlich liegt die Kraft des Baumes nicht in seinen Ästen oder Zweigen, sondern in seinen Wurzeln. Dementsprechend stammt auch die biologische Kraft des Menschen nicht aus seinen Armen oder Beinen, sondern aus seinem Darm. Der österreichische Arzt und Forscher F. X. Mayr (er entwickelte die Milch-Semmelkuren) hat dieses Organ treffend als „Wurzelsystem des Menschen“ bezeichnet. Es verarbeitet die aufgenommene Nahrung, entnimmt daraus mit Hilfe seiner wurzelartigen Zotten die lebenswichtigen Nährstoffe und beliefert damit den gesamten Organismus. Aus dieser Erkenntnis stammt der vereinfachte Leitgedanke: **Ist der Darm gesund, ist der Mensch gesund!**

Die Darmflora ist mit den Mikroorganismen im Humusboden des Waldes vergleichbar und die Darmzotten mit den Wurzeln des Baumes. Sowohl die Mikroorganismen der Darmflora als auch die des Humusbodens sorgen für ein gesundes Gedeihen. Indem sie die Nährstoffe bakteriell aufschließen, sorgen sie für eine bessere Aufnahme der Vitalstoffe. Gleichzeitig bauen sie einige Schadstoffe ab. In gegorenen Lebensmitteln ist dieser Vorgang sozusagen vorweggenommen. Das spart Verdauungsenergie. Stirbt das Leben im Boden, gelangen nicht mehr ausreichend Nährstoffe in den Baum und er wird anfällig für Krankheiten und Pilze. Vergleichbar verhält es sich mit der Darmflora. Mikroorganismen aus gegorenen Lebensmitteln stärken die Gesundheit und Abwehrkraft.

Beachtliche Größen bei Darm und Darmflora

Berücksichtigt man die mikroskopisch kleinen Fältchen des Darmes, ergibt sich eine Fläche von 4.000 m² – etwa die Größe eines Fußballfeldes.

- **Der Darm erbringt 80 % der Immunleistung.**

- 80 % aller Immunzellen sitzen im Darm. Über die Nahrung zugeführte Lactobacillen regen diese zur Produktion von Abwehrzellen an. Dadurch steigt die Zahl der B- und T-Lymphozyten, die Polizeitruppe des Körpers.

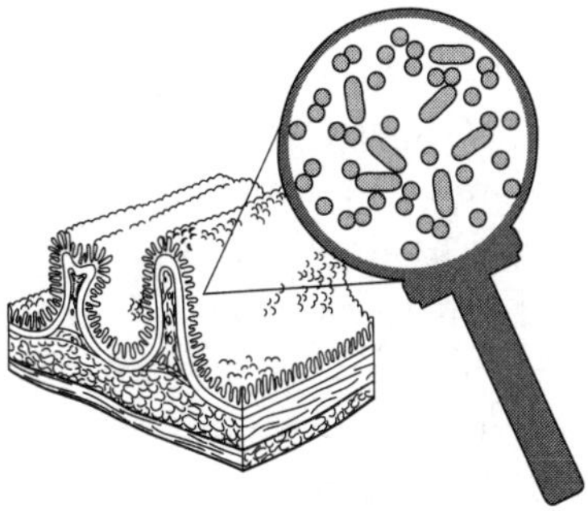

Querschnitt durch die Darmwand. Die mit Mikroorganismen bedeckte Oberfläche ist durch Darmzotten und den so genannten Mikrovillisaum auf ca. 4.000 m² vergrößert.

- Alle Mikroorganismen der Darmflora wären zusammengenommen so groß wie das Herz.

- Gut ein Drittel der gesamten Stuhlmasse besteht aus abgestoßenen Darmbakterien. Jeder Mensch scheidet innerhalb eines Jahres Mikroorganismen vom Gewicht seines eigenen Körpers aus.

- Es wurden bereits mehr als 400 verschiedene Mikroorganismen in der Darmflora nachgewiesen. Die Bifidusbakterien stellen davon etwa ein Drittel (beim Säugling 95%).

Lebendes Schutzschild mit vielen Talenten

Gesunde Mikroorganismen sind eine Hauptsäule des Immunsystems. Gegen krankmachende (pathogene) Keime bilden Mikroorganismen einen Schutzwall. Sie verteidigen uns gegen schädliche Umwelteinflüsse auf der Haut, im Mund und im Darm – also überall dort, wo wir mit unserer Umwelt in Berührung kommen.

Wussten Sie, dass in Ihrem Darm zehn Mal mehr Mikroorganismen für Ihr Wohl sorgen, als Ihr Körper Zellen hat? Das ergibt die astronomische Zahl von 100 Billionen Mikroorganismen (eine Zahl mit 14 Nullen) – zehntausend Mal mehr als alle Sterne der Milchstraße.

Gemeinsam mit den Zellen der Darmwand lassen sie alles, was wir zum Leben benötigen, in das Innere des Körpers hinein und wehren gleichzeitig Gifte und Krankheitskeime ab. Wird dieser biologische Schutzwall geschwächt, können vermehrt schädigende Nahrungsmittel-Bestandteile durch die Darmwand in das Blut eindringen. Das begünstigt allergische Reaktionen. Wer unter Nahrungsmittel-Unverträglichkeiten oder -Allergien leidet, sollte deshalb nicht nur die entsprechenden Lebensmittel meiden; wichtig ist es auch, den lebenden

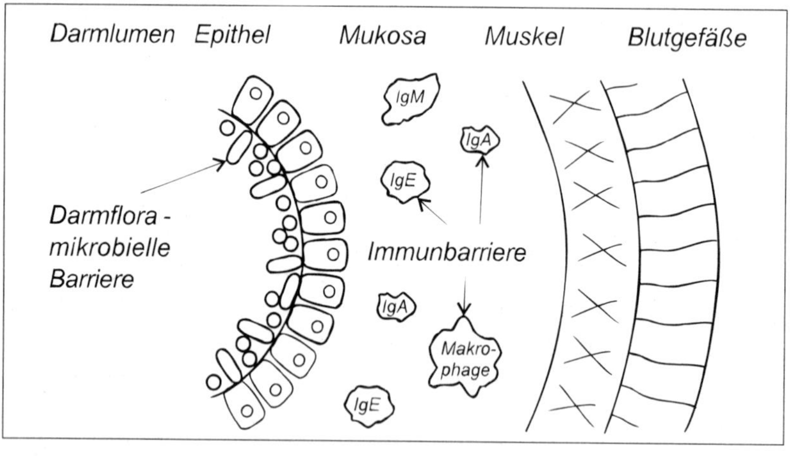

Mikroorganismen bilden die erste Schutzbarriere auf allen Körperoberflächen, die direkt mit der Umwelt in Kontakt kommen (Haut und Darm).

Schutzwall des Darmes zu stärken. Probiotische Mikroorganismen und gegorene Lebensmittel sind dafür besonders geeignet.

Da manche Menschen auch auf Gärprodukte allergisch reagieren, sollte vor dem Verzehr die Verträglichkeit überprüft werden. Besonders vorsichtig sollten Allergiker gegenüber stark verarbeiteten Hefeprodukten sein.

Die gesunden Mikroorganismen im Darm bilden zusammen die Darmflora. Sie begnügen sich mit einem Teil unserer Nahrung als Energiequelle. Dadurch geht uns nicht einmal etwas verloren – im Gegenteil: Die Mikroorganismen stellen zum Beispiel während der von ihnen durchgeführten Gärung aus den Zuckerbestandteilen (Kohlenhydrate) der Nahrung Vitamine und Enzyme her. Aus weniger wertvollen Substanzen erzeugen sie zahlreiche Schutz- und Vitalstoffe, die der Körper selbst nicht bilden kann:

Mikroorganismen im Darm produzieren Schutz- und Vitalstoffe wie organische Säuren, natürliche Antibiotika, Vitamine und Enzyme.

- Einen Großteil der Vitamin K-Versorgung des Körpers verdanken wir den Mikroorganismen im Darm. Vitamin K (Phyllochinon) ist für die normale Funktion der Blutgerinnung wichtig. Hämorrhoiden und zu starke Monatsblutungen werden durch einen Mangel an Vitamin K begünstigt. Mit Lactobacilluskulturen vergorene Lebensmittel wirken hier vorbeugend.

- Einer der wichtigsten von der Darmflora erzeugten Vitalstoffe ist Vitamin B 12 (Cobalamin). Dieses Vitamin ist insbesondere an der Blutbildung beteiligt, erhält unser Nervensystem gesund und hilft, Fette, Kohlenhydrate und Proteine richtig zu verwerten. Im Darm leben nicht nur Bakterien, die Vitamin B 12 herstellen, sondern auch Mikroorganismen, die es abbauen. Die dem Körper zur Verfügung stehende Menge hängt vom Gleichgewicht dieser beiden Bakterientypen ab. Vergorene Lebensmittel wie Kefir, Buttermilch, Sauerkraut oder alkoholarme Hefegetränke wirken hier vorbeugend, weil sie das Gleichgewicht zugunsten der B 12 produzierenden Mikroorganismen verschieben können. Bei Vegetariern, die keine oder wenig Gärprodukte verzehren, kommt es oft zu einem Mangel an Vitamin B 12.

- Einige Darmbakterien erzeugen organische Säuren, das Vitamin Folsäure und natürliche Antibiotika. Das erschwert die Ansiedlung feindlicher Bakterien und Krankheitserreger. Die so genannten Bifidusbakterien sind dabei besonders wichtig.

Natürliche Helfer mit langer Tradition

In der Kulturgeschichte des Menschen spielten Mikroorganismen eine große Rolle: als nahrhaftes Getränk, zur Haltbarmachung von Lebensmitteln, als vielseitiges Heilmittel und als Kultgetränk. Heute erinnern sich immer mehr Mediziner wieder an die gesunde Wirkung der Gärprodukte. Manche sehen in bestimmten Mikroorganismen sogar die Medizin der Zukunft.

Mikroorganismen als Nahrungsveredler

Schon vor Tausenden von Jahren schätzten die Menschen den Geschmack, den Nährwert und die wohltuende Wirkung von gegorenen Lebensmitteln, die reich an gesunden Mikroorganismen sind: Sauerkraut, Joghurt und Sauermilch zum Beispiel. Diese Lebensmittel entstehen durch Milchsäuregärung (auch Fermentation genannt). Das bedeutet, hier arbeiten eine Menge gesunder Bakterien, um aus Weißkohl oder Milch eine wahre Gesundheitsspeise zu erzeugen. Wir nennen diese Bakterien Lactobacillen oder auch Milchsäurebakterien, weil sie Milchsäure herstellen (lateinisch *lac* = Milch).

Auch Bier und Wein entstehen durch die Arbeit bestimmter Mikroorganismen. Wissenschaftler nennen diese „Saccharomyces cerevisiae". Wir kennen sie unter dem Namen Bier-, Wein- oder Bäckerhefe. Hefen sind kleinste biochemische Wunderwerke. Während der Hefegärung erzeugen sie eine Vielzahl an Vitaminen, Aminosäuren und Enzymen. Sie verwandeln Zucker in Alkohol, der für die lange Haltbarkeit von

Bier und Wein verantwortlich ist. Dabei entsteht auch Kohlendioxid, sichtbar beispielsweise an den Perlen, die in Sekt aufsteigen. Dieses Gas dient im Hefebrot als Triebmittel und sorgt in gelöster Form für den erfrischenden Geschmack von Bier, Wein und Sekt. Ohne Hefe wäre Bier nur eine fade Brühe und Brötchen eine pappige Masse.

Die Sumerer brauten Bier schon vor 6.000 Jahren – vermutlich aus Hirse. Die Babylonier verwendeten die Hälfte der Getreideernte zur Bierproduktion. Es ist nicht bekannt, ob sie dabei mehr den Nährwert oder den Alkohol schätzten. Sicher ist aber: Die gesunde Wirkung von Gärgetränken wie Bier und Wein verdanken wir den Zutaten und vor allem der Hefegärung.

Das Bierbrauen wurde vermutlich von heilkundigen Frauen entwickelt. Früher sorgte noch die Großmutter für das Wohlergehen der gesamten Familie. Ein Arzt war selten nötig. Gerade mit Gärgetränken, die zugleich der Gesundheit und dem Genuss dienten, konnten die Frauen auch die Familienbande fester knüpfen. Durch die Zugabe von Kräutern stellten sie für jeden Zweck das geeignete Gärgetränk her. Wenn der Mann zur Geliebten gehen wollte, kamen libidobremsende Kräuter ins Bier, in den Wein oder ins Essen. Zu Hause geschah bei Bedarf das Gegenteil mit stimulierenden Zutaten. Einige Frauen hatten ein dermaßen großes Heilwissen, dass sie auch über viel Anerkennung, Macht und Einfluss verfügten. Die Kirche und die Fürsten brauchten jedoch gefügige Untertanen. So wurde im Mittelalter fast das gesamte Wissen der Frauen als heidnisch verurteilt, Überlieferungen vernichtet und heilkundige Frauen als Hexen verbrannt. Als Zugabe zum Bier wurde in Deutschland auf Grund eines Reinheitsgebotes nur noch der beruhigende Hopfen zugelassen und die Kirchen und Fürsten besaßen das Monopol für den Hopfenanbau. Hopfen enthält weibliche Sexualhormone – das fördert auch den „Bierbauch“ – und hemmt bei Männern den Sexualtrieb. Auch das dürfte der Kirche sehr recht gewesen sein. Nur in Deutschland besteht das Reinheitsgebot noch immer.

Heute gibt es weltweit mehr als 1.000 verschiedene Biersorten, darunter auch so ungewöhnliche Spezialitäten wie belgisches Bier mit Schokoladengeschmack, chinesisches Ginseng-Bier, schweizer Hanfbier, Chili-Bier aus Arizona und französisches Bier mit potenzfördernden Zutaten.

In den vergangenen Jahrhunderten kannten unsere Vorfahren kein Mikroskop, um die Mikroorganismen sehen und studieren zu können. Das war auch nicht nötig, um Gärprodukte herzustellen: So wie beim Menschen die Haut und die Darmwand mit einem Schutzwall aus Mikroorganismen belegt sind, so sind auch Früchte, Beeren, Kräuter und alle Wildpflanzen mit Mikroorganismen bedeckt. Die Hefen stellen dabei einen großen Anteil. Ein Saft aus reifen Früchten beginnt daher auch ohne weiteres Zutun zu gären (Hefegärung). Die Hefen verwandeln den Zucker aus den Beeren in Vitalstoffe und Alkohol.

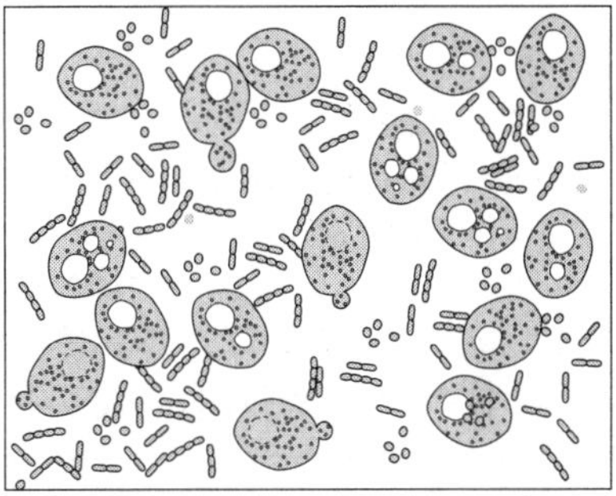
Hefen (große Zellen) und Milchsäure-Bakterien (kleine Stäbchen) unter dem Mikroskop.

Auch unpasteurisierte frische Milch (Vorzugsmilch) beginnt ohne Zutaten zu gären und es entsteht die gesunde Sauermilch. Die Milchsäurebakterien sind bereits in jeder Milch enthalten, damit sich im Darm des Tierbabys oder des Menschenkindes eine gesunde Darmflora bilden kann.

Früher gab es keine Hygienevorschriften. Häufig gelangten deshalb aus der Luft, durch weitere Zusätze oder durch Verunreinigungen andere Mikroorganismen in das gärende Getränk. So entstanden neue Gärprodukte mit unbekannten Eigenschaften. Wenn unsere Urahnen Glück hatten, waren diese neuen Gärgetränke gesund und wurden an die Nachkommen weitergegeben. Mit etwas Pech erübrigte sich dies. In der Regel hatten unsere Vorfahren jedoch eine wesentlich bessere Intuition als die modernen so genannten zivilisierten Menschen. Sie spürten genau, wie die Lebensmittel wirkten und kannten noch die Heilkräfte der Natur.

Auch die Entstehung des Käses verdanken wir natürlichen Abläufen. Eine Legende erzählt, dass arabische Händler den Käse „erfanden". Auf ihren Kamelen schaukelten sie oft wochenlang durch die Wüste, um Waren zu befördern. Als Proviant transportierten sie frische Milch in zu Beuteln verschnürten Schafsmägen. Da Wasser in der Wüste rar ist, verzichteten sie eines guten Tages darauf, die Schafsmägen gründlich zu spülen. Dadurch verblieben Reste des Verdauungsfermentes Lab im Beutel. Die ahnungslosen Händler fügten so alles zusammen, was ihren Milchvorrat unterwegs in Käse und Molke verwandelte, nämlich Milch, Milchsäurebakterien und Labferment. Dieses Lab-Enzym lässt das Kasein der Milch gerinnen und aus der milchsauer vergorenen Milch scheidet sich eine feste Masse ab, der Käse. Übrig bleibt nur die wässerige Molke. Molke ist reich an Mineralien. Der Ernährungswissenschaftler Udo Pollmer weist auf Studien hin, die einen möglichen Nachteil der Molke zeigen. Demnach sollen bestimmte Eiweiße der Molke Diabetes fördern. Vermutlich haben unsere Vorfahren deshalb instinktiv Molke lieber an die Haustiere verfüttert. Der Käse dagegen ist ein bekömmliches und vor allen Dingen wochenlang haltbares „Nährstoffkonzentrat", reich an Eiweiß, Fett, Mineralien und Vitaminen – der ideale „Energieriegel" für Siedler, die einen langen Winter überstehen mussten oder Händler, die sich auf weite Reisen durch unwirtliche Gebiete begaben. Für den bewegungsfaulen Neuzeitmenschen sind Käsebrötchen und Nudel-Käse-Gerichte die idealen Speisen, um Fett anzusetzen.

Gärung ist ein vollkommen natürlicher Vorgang, dem wir gesunde Lebensmittel wie Bier, Wein, Kefir, Käse und Sauerkraut verdanken.

Gärprodukte entstehen also immer von selbst, wenn man nur der Natur ihren Lauf lässt. Sie wurden aufgrund von Erfahrungen, Naturverständnis und Intuition weiterentwickelt. Im Laufe der Jahrhunderte lernten unsere Vorfahren, zahlreiche neue Lebensmittel durch Gärung zu erzeugen. Das war wichtig, um die inzwischen sesshaft gewordene und Ackerbau betreibende Menschheit auch im Winter zu ernähren. Besonders bekömmliche und wohltuende Gärprodukte wurden von Generation zu Generation, von Haus zu Haus und manchmal sogar von Land zu Land weitergereicht. Und es gab einige wenige Gärgetränke, die laut Überlieferung so phantastisch klingende Eigenschaften hatten, dass sie wie ein Augapfel gehütet wurden. Zu ihnen gehören das altindische Soma, der kaukasische Kefir und eine besondere Form des Teepilzgetränkes Kombucha, wie sie nur in einigen Klöstern kultiviert wurde.

Aus Gemüse, Obst oder Getreide entstehen heute durch die winzigen Helfer (hauptsächlich Lactobacillen, Essigsäurebakterien und Hefen) Bier, Wein, Obstessig, Sauergemüse, Sojasoße, Tofu, Sauerkraut und einiges mehr. Wenn Bakterien und Hefen gemeinsam wirken, können sie selbst aus einer einfachen Zuckerlösung, die mit ein paar Rosinen oder Kräutern versetzt wird, vitalstoffhaltige Getränke herstellen wie den Wasserkefir oder Kombucha.

Noch bis vor wenigen Jahrzehnten kümmerte man sich im Allgemeinen wenig um den Vitamin- und Enzymgehalt der Gärprodukte. Sie sollten in erster Linie gut schmecken, bekömmlich sein, berauschen oder möglichst lange haltbar sein – als Vorrat für den Winter. Die gegorenen Lebensmittel wurden kaum nach ihrer gesunden Wirkung ausgewählt. Trotzdem besitzen auch die erwähnten herkömmlichen Gärprodukte gegenüber den unvergorenen Nahrungsmitteln gesundheitliche Vorteile:

- Sie sind durch die Gärung praktisch vorverdaut und dadurch bekömmlicher,
- die enthaltenen Vitamine, Mineralien und Aminosäuren werden vom Körper leichter aufgenommen,
- sie bleiben länger frisch und sind auch unkonserviert besser vor Schimmelpilzen und Fäulniserregern geschützt,
- die erzeugten organischen Säuren unterstützen das Gleichgewicht der Darmflora,

- der Vitamingehalt ist erhöht oder bleibt länger erhalten: Joghurt zum Beispiel kann gegenüber der Rohmilch bis zu 50% mehr Niacin (Vitamin B 3) und ein Vielfaches an Folsäure enthalten; Sauerkraut enthält auch noch nach monatelanger Lagerung reichlich Vitamin C, während unvergorener Weißkohlsalat bereits in wenigen Stunden mehr als die Hälfte seines Vitamin-C-Gehaltes einbüßt.

Auf Grund dieser Vorteile wurden vergorene Lebensmittel bereits von unseren Vorfahren hochgeschätzt, besonders in der kalten Jahreszeit, wenn es an Frischkost mangelte und der Vitaminbedarf nur mit Hilfe der monatelang haltbaren Gärprodukte gedeckt werden konnte. Gegorene Lebensmittel erleichterten die Besiedelung kälterer Erdregionen und für manche Pioniere wurden sie sogar zu „Überlebensmitteln", zum Beispiel für die Seefahrer vergangener Zeiten. Auf den ausgedehnten Entdeckungsfahrten der großen Abenteurer starben jahrhundertelang viele Besatzungsmitglieder an der Vitamin-C-Mangelerkrankung Skorbut. Vitamin-C-reiche Frischkost konnte wegen der kurzen Haltbarkeit nicht mitgeführt werden. Auf manchen Reisen erkrankten 90% der Besatzung, viele starben. Das Gelingen einer Expedition hing somit im Wesentlichen von einer vollwertigen Ernährung ab. Der englische Weltumsegler James Cook (1728-1779) löste als Erster dieses Problem. Auf seinen Pazifikreisen führte er auf Empfehlung des deutschen Kupferschmieds Heinrich Zimmermann viele Fässer Sauerkraut mit. Sauerkraut enthält auf Grund der Gärtätigkeit der Milchsäurebakterien auch noch nach langer Lagerzeit reichlich Vitamin C und andere wichtige Vitamine; so blieb seine Mannschaft fit und gesund.

Gärprodukte potenzieren die positiven Wirkungen von Vitamin C. Die natürliche Vielfalt ist wirksamer als isolierte Einzelsubstanzen.

Wussten Sie übrigens, dass Skorbut durch reines Vitamin-C-Pulver nur unvollständig heilbar ist? Es bleiben Schäden an den Blutgefäßen. Dagegen kann der Verzehr von Sauerkraut, Paprika oder Zitrusfrüchten die Mangelerkrankung vollständig heilen.

Die natürliche Zusammensetzung ist das Geheimnis. Vitamin C ist wesentlich wirksamer in der Kombination mit Bioaktivstoffen

(Flavonoiden). Sie sind in allen pflanzlichen Lebensmitteln und damit auch im Sauerkraut enthalten. Deshalb sind die Vitamine, die in Gemüse, Obst oder auch in gegorenen Lebensmitteln vorkommen, den isolierten Vitaminpräparaten vorzuziehen. Die Natur kennt keine isolierten Einzelsubstanzen. Jede natürliche Nahrung, ob für Tier oder Mensch, ist mehr als nur ein Gemisch unzähliger Substanzen. Alle Inhaltsstoffe stehen in einer harmonischen Ordnung zueinander und ergänzen sich sinnvoll.

Saures Brot und trotzdem gesund?

In wasserarmen Regionen der Erde wurde und wird Brot als Fladenbrot verzehrt. Es ist ein festes und relativ hartes Brot. In wasserreichen Gebieten genießen die Menschen ein leichtes und lockeres Brot. Das verdanken sie dem Sauerteig. Wenn gemahlenes Getreide mit Wasser vermengt wird, beginnt die Sauerteiggärung. Die Mikroorganismen, die dies bewerkstelligen, stammten früher direkt vom Getreide. Es sind verschiedene Milchsäurebakterien, Saccharomyces cerevisiae (Bäckerhefe) und selten auch Enterobakterien.

Früher wusste der Mensch noch, wie er seine Lebensmittel besonders gesund und bekömmlich zubereiten kann. Aus Intuition und Erfahrung entwickelte er bestimmte Verhaltensweisen. So werden beispielsweise traditionell Kartoffeln geschält und das Kochwasser weggeschüttet. Damit schützten sich unsere Vorfahren instinktiv vor dem Giftstoff Saponin, der hauptsächlich in der Kartoffelschale steckt. Dieser Stoff ist so giftig wie Strychnin und schützt die Kartoffel vor Fressfeinden. Auch die Sauerteigbereitung hat einen tieferen Sinn: Getreidekörner enthalten in der äußeren Randschicht nicht nur viele Vitamine und Spurenelemente, sondern auch eine Reihe von Giftstoffen, welche die Verdauung vieler Tiere und natürlich auch des Menschen behindern. Einer dieser Stoffe ist Phytin. Es macht Eiweiße schwer verdaulich und hemmt die Aufnahme von Spurenelementen. Die Milchsäuregärung im Sauerteig baut das Phytin ab. Das ist der

Grund, warum echte Sauerteigbrote so bekömmlich sind. Auch Nüsse und Samen enthalten viel Phytin, das die Eisenaufnahme behindert. Milchsaure Gärgetränke wirken dem Phytin entgegen.

Heute ist es üblich, Brot mit Kunstsauer zu backen. Statt einer 24-stündigen Teigführung reichen nun etwa zwei Stunden. Der Lebensmittelchemiker und Buchautor Udo Pollmer schreibt: *„Kunstsauer ist eine eigenwillige Mixtur von Feinchemikalien, die es erlaubt, ohne lebendige Sauerteigbakterien eine Masse zu fabrizieren, die Laien für Brot halten.“* Bei dem mit Kunstsauer hergestelltem Brot unterbleibt der Phytinabbau und die Bildung von Vitalstoffen und gesunden organischen Säuren.[5]

Sauerteig, hergestellt aus biologisch angebautem Vollkorn, hat sich zur schnelleren Abheilung von Furunkeln bewährt. Besonders in biologisch arbeitenden Bäckereien kommt heute die Sauerteigzubereitung wieder zu Ehren. Viele Kunden schätzen diesen herrlichen Duft und die Bekömmlichkeit von frischem Sauerteigbrot. Einige wenige Bäcker verarbeiten sogar Getreidekörner, die vorher keimen konnten. Das ist der Gipfel des gesunden Brotgenusses.

Wird beim Sauerteig die Wassermenge erhöht und die Gärzeit verlängert, entsteht der so genannte **Brottrunk**. Milchsauer vergorene Getränke auf Getreidebasis werden schon seit alters her geschätzt. Durch die längere Gärzeit bilden sich große Mengen organischer Säuren, insbesondere Milchsäure. Die Milchsäure gibt es in zwei spiegelbildlich zueinander angeordneten Bauformen: Die linksdrehende D (-) -Milchsäure und die rechtsdrehende L (+) -Milchsäure. Brottrunk enthält ca. 0,5% D (-) -Milchsäure und 0,5% L (+) -Milchsäure. Durch den hohen Anteil an D (-) -Milchsäure ist Brottrunk für Kleinkinder nicht so gut geeignet, sie ist gegenüber der rechtsdrehenden schwer verdaulich. Die anderen Mikroorganismen des Getreides werden in dieser Säure nach und nach verdrängt. Es enthält überwiegend nur noch eine Sorte von Milchsäure-Bakterien.

Die Versorgung mit weiteren Milchsäure-Bakterien und Hefen sollte zusätzlich über andere milchsauer gegorene Lebensmittel sichergestellt werden. Achten Sie auf einen hohen Anteil L (+) -Milchsäure. Durch den hohen Säuregehalt (pH 3,0) ist Brottrunk monatelang haltbar. Brottrunk wirkt in erster Linie durch die Stoffwechselprodukte, wie etwa die organischen Säuren, so gesund auf den Darm. Natürlich auch durch die wertvollen Mineralstoffe und Spurenelemente des Getreides, die durch die Milchsäure dem Körper besonders gut zur Verfügung stehen. Er eignet sich wie Essig für Hauteinreibungen und kann bei vielen Erkrankungen Heilimpulse setzen. Der Bäckermeister und Gesundheitspionier Wilhelm Kanne aus Lünen hat den Brottrunk in Deutschland neu erfunden und populär gemacht.

Brottrunk oder milchsauer vergorene Säfte aus z.B. Karotten oder Rote Bete (wichtig: aus biologischem Anbau) sollten viel häufiger getrunken werden. Wenn ich, wie jetzt beim Schreiben an diesem Buch, hellwach und geistig rege sein will, trinke ich viel milchsauer vergorene Rote Bete. Zusätzlich trinke ich eine rein pflanzliche Nahrungsergänzung mit vielen Vitaminen, Lecithin und Heidelbeeren. Lecithin fördert die Leistung des Gehirns. Heidelbeeren (Blaubeeren) steigern die Intelligenz – das ist nachgewiesen. Ich hoffe, dass sich dies in der Qualität dieses Buches niederschlägt.

Milchsauer vergorener Rote Bete-Saft plus Grüner Tee, viel Holundersaft und Magnesium ist ein Geheimtipp für Sportler. Diese Kombination mit viel Kalium, Magnesium und Bioaktivstoffen macht hellwach, schützt das Herz, steigert die Ausdauer und sorgt für eine schnelle Regeneration.

TIPP

Vielleicht war es Ihre Ur, Ur, ... Ur-Großmutter, die sich vor vielen tausend Jahren fragte: Was passiert eigentlich, wenn ich dem Sauerteig wie bei der Bierzubereitung Getreidemalz zugebe? Entsteht dann Bier oder Brottrunk? Nun, dabei entsteht etwas völlig neues, das die guten Eigenschaften von Brottrunk und frischen Hefegärgetränken vereinigt. Es wird traditionell **Kwass** (slawisch: Säure) genannt. Pfefferminze und Soja sind in Mittelasien übliche Zutaten. Dieses supergesunde und erfrischende Getränk lässt sich jedoch nicht in Flaschen einschließen und wochenlang haltbar machen. Die Enzymaktivität der Hefen ist so stark, dass die Flaschen platzen würden. Varianten vom Kwass sind heute in Polen und Russland weit verbreitet. Wie gesund Knoblauch und Zwiebeln sind, hat sich bereits herumgesprochen. Der gute Gesundheitszustand der russischen Landbevölkerung wäre jedoch ohne Kwass undenkbar.

In allen hefehaltigen Gärgetränken entsteht nach längerer Gärzeit **Alkohol**. Nach ein bis zwei Tagen ist bei den Gärgetränken, die noch die unverfälschte Naturhefe enthalten, diese Menge so gering wie im Malzbier für Kinder. Erst danach steigt die Menge langsam auf 1 - 3%. Noch vor kurzem wurde von Heilberuflern der Brottrunk dem Kwass vorgezogen, weil sich im Brottrunk mangels Hefe kein Alkohol bildet. Heute weiß man es besser. Naturechte Gärgetränke mit geringer Alkoholmenge sind dem Körper – in Maßen getrunken – sehr zuträglich. Bei der Hefegärung entsteht auch natürliche Kohlensäure. Sie wirkt belebend auf den Stoffwechsel und die Verdauungsorgane.

Die Naturhefe Saccharomyces erfüllt im Darm wertvolle Aufgaben, die Milchsäure-Bakterien nicht leisten können. Ideal wäre es daher, sowohl Milchsäure-Gärprodukte als auch Gärprodukte mit frischen Hefen in den Speiseplan mit einzubeziehen. Bier und Wein können diese Aufgaben der Hefe nicht erfüllen, weil sie nicht genügend aktive Hefen enthalten.

Lebensmittel, Medizin und Kultgetränk

Seit mindestens hunderttausend Jahren kennen und nutzen viele Völker die heilsame Kraft der gegorenen Getränke.

Der germanische Honigwein Met und das altindische Gärgetränk Soma wurden als Göttertrank verehrt. In dem medizinischen Lehrbuch der alten Ägypter, dem Papyrus Eber, ist der Bodensatz des Bieres der wichtigste Arzneiwirkstoff. Diesen „Schlamm des Bieres“, wie die hefereiche Ablagerung damals genannt wurde, verordneten die Ärzte am Nil vor allem als inneres Mittel gegen Hauterkrankungen, bei Geschwüren an den Beinen und bei Darmbeschwerden. Heilsalben wurden besonders gerne mit vergorenem Honig vermischt. Für die alten Ägypter war Bier neben Brot Hauptbestandteil der täglichen

Ernährung. In der Hieroglyphenschrift gab es sogar ein eigenes Schriftzeichen für Bier und das Wort Mahlzeit setzte sich aus den Symbolen für Brot und Bier zusammen.

Viele große Ärzte und Heiler von Hippokrates (460 - 377 v. Chr.) bis Paracelsus (1494 - 1541) nutzten Bierhefe als Medizin. Dabei wurde ausschließlich der frische Bodensatz des Bieres verwendet, nicht die getrocknete Bierhefe. Der modernen Medizin dämmert langsam die Erkenntnis, dass die frühen Ärzte ihrer Zeit weit voraus waren.

Im Mittelalter benutzte die Klosterärztin Hildegard von Bingen (1099 - 1179) den Bodensatz des Bieres unter anderem zur Behandlung diverser Hauterkrankungen. Das Bier selbst betrachtete sie nur als Getränk, während sie dem Wein – besonders dem Rotwein – große Heilkraft zuschrieb. Nach heutiger Erkenntnis hatte Hildegard recht. Im Rotwein befinden sich Polyphenole und andere hochwirksame Bioaktivstoffe. Polyphenole kommen in vielen Pflanzen vor, besonders reichlich im grünen Tee. Sie sind stärkere Antioxidantien als z.B. Vitamin C und E. Polyphenole verzögern offenbar die Entstehung der Krebskrankheit, berichtete die Ärzte Zeitung 1997 unter Berufung auf wissenschaftliche Studien. Rotwein, der jahrelang in Holzfässern reift, nimmt aus dem Holz weitere sekundäre Pflanzenstoffe auf. Sie sorgen nicht nur für das gute Aroma. Sie helfen auch, schädliche Bakterien abzuwehren. Da sie der Oxidation von Fetten entgegen wirken, sind sie eine wichtige Hilfe zur Vorbeugung vor Arteriosklerose (im Volksmund auch Adernverkalkung genannt). Aus dem gleichen Grund ist in Holzfässern gereifter Essig wertvoller als billiger Essig aus der Massenproduktion. Bier wird dagegen in Kupferkesseln gebraut, heute auch in Edelstahltanks. Kupfer und Eisen kann die Oxidation fördern. Das ist einer der Gründe, warum in der Naturheilkunde die Verwendung von Metallgeräten kritisch gesehen wird. Gegenstände und Hilfsmittel aus Metall können die Heilkraft der Natur schwächen. Wer dies verhindern möchte, kann heute Messer aus Keramik kaufen oder Holzbesteck verwenden.

Bevorzugen Sie in Holzfässern gereiften Wein und Essig.

TIPP

Die idealen Behältnisse für gegorene Lebensmittel sind Braunglas, Holz und Ton. Hölzer mit hohem Gerbsäuregehalt (z.B. Eiche) fördern das Wachstum gesunder Mikroorganismen und hemmen schädigende Keime. Plastik dagegen bietet Schimmelpilzen ideale Ansiedelungsbedingungen. In Unkenntnis dieser Tatsachen sind in der Lebensmittelindustrie Holzgefäße nur noch in einigen Bereichen (wie Wein-, Essig-, Bierherstellung) gesetzlich zugelassen.

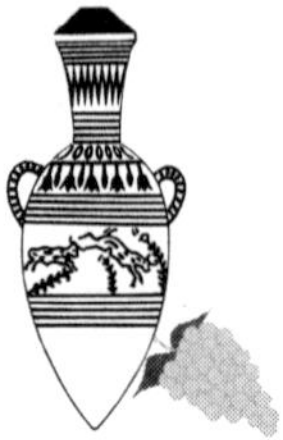

„*Noah wurde der erste Ackerbauer. Und er pflanzte einen Weinberg*" (Genesis 9,20). In alten Zeiten wurde der Wein hauptsächlich als Medizin verwendet. Weil er zu süß und zu stark war, wurde er mit Wasser verdünnt und nur in kleinen Mengen getrunken. Man nutzte ihn als Stärkungsmittel, zur Reinigung des Blutes, zur Heilung innerer Geschwüre und zur besseren Verdauung.

Auch diese Erfahrung kann ich bestätigen. Gesundes Wasser ist ein wirksames Heilmittel. Trinken Sie zu schwerem Wein, aber auch zu Kaffee mindestens die gleiche, besser die doppelte Menge reines, frisches Wasser. Damit werden diese Genussmittel bekömmlicher. Mögliche negative Auswirkungen auf den Organismus werden neutralisiert. Die energetische Qualität von Wasser können Sie einfach erhöhen: Legen Sie in eine Wasserkaraffe zu gleichen Teilen ein Paar kleine Kristalle Bergkristall, Rosenquarz und Amethyst. Auf dem alternativen Gesundheitsmarkt gibt es außerdem viele empfehlenswerte Geräte zur Wasserreinigung und Belebung. Auch die Anreicherung mit Sauerstoff bringt Gesundheitsvorteile. Das Beste ist natürlich, in der frischen Waldluft spazieren zu gehen.

Wer in Maßen täglich Wein hoher Qualität genießt, lebt übrigens gesünder als jemand, der gar keinen Alkohol oder mehr als 2 Gläser Wein pro Tag trinkt. Das ist eine neue, durch Studien gesicherte Erkenntnis, die altes Wissen bestätigt. Auch Kräuter- und Beerenweine sind völlig zu Unrecht in puristisch denkenden Gesundheitskreisen verpönt. Je teurer die Weine sind, desto größer ist die Chance, einen wirklich guten „Tropfen" zu bekommen. Bei Auslese-Weinen werden nur die besten Reben verwendet. Bei billigen Weinen kommen nicht selten auch die angeschimmelten und unreifen Weintrauben ins Fass. Damit der fertige Wein nicht schimmelig und zu sauer schmeckt, gibt es „Schönungsmittel“: Enzyme, Aktivkohle, Kieselgel, Bentonite, Schwefel und aus Schlachtabfällen gewonnene Klärgelatine sorgen dafür, dass der ahnungslose Konsument seinen billig produzierten Wein ohne Widerwillen trinken kann.

Weinähnliche Getränke gab es in allen Hochkulturen. In Mesopotamien wurde Wein durch die Vergärung von Datteln, Sesam und anderen Früchten hergestellt. Die ersten Weingottheiten waren weiblich. Es waren Priesterinnen, die im alten Ägypten Wein kelterten. Die **Quellen des Weinbaus** aus Weintrauben liegen wahrscheinlich im heutigen Georgien (Kaukasus). Die dort wachsenden wilden Weintrauben wurden früher mit den Füßen entsaftet. Den so gewonnenen Traubensaft füllte man in besondere Tongefäße und vergrub diese im Erdboden. Die Gärung übernahm Mutter Natur. Es wurden tönerne Weingefäße mit einem Alter von mindestens siebentausend Jahren gefunden.

Bei der Weingärung bildet sich Kohlendioxid. Da Holzfässer zur Lagerung verwendet werden, kann das Gas entweichen. **Sekt** entsteht, wenn Wein in verschlossenen Glasflaschen gärt. Das Kohlendioxid bleibt im Wein eingeschlossen und entweicht erst nach dem Öffnen der Flasche, sichtbar durch viele kleine Bläschen.

Wenn Wein längere Zeit offen steht, wird er sauer. Was ist geschehen? Aus der Luft sind Essigsäurebakterien eingedrungen – in der Fachsprache heißen sie „Acetobacter“. Sie verwandeln den Alkohol des Weines in Essig. Einen unverfälschten Essig erkennt man an Hinweisen wie „naturvergoren“ und „100 % Obstessig“ oder „reiner Weinessig“. Wenn diese Angaben fehlen, kann der naturvergorene Essig mit Essigessenz verschnitten sein. Essigessenz wird chemisch hergestellt.

Durch Essigbakterien zu sauer gewordener Wein wurde früher als verdorben angesehen und weggeschüttet. *„Nach der chinesischen Ernährungslehre ist Essig eine sehr extreme Flüssigkeit und sollte nicht als normales Nahrungsmittel angesehen werden,“* teilte mir der Experte der chinesischen Ernährungslehre, Peter Schilling, mit. *„Er ist schwer verdaulich, kann das notwendige Ausscheiden von Abfallstoffen blockieren* *und sich ungünstig auf Leber und Augen auswirken. In der chinesischen Medizin findet Essig äußerlich bei der Behandlung von Verletzungen Anwendung.*" In Europa gibt es dagegen viele Anhänger von Essig, die ihn fast universell einsetzen und ihm zahlreiche Heileigenschaften zuschreiben: Essig strafft die Haut, gibt Haut und Haar mehr Glanz, lindert nächtliche Muskelkrämpfe (oft durch Magnesiummangel verursacht) und Kopfschmerzen, wird zur Behandlung von Hühneraugen und Schwielen verwendet, lindert die Schmerzen von Insektenstichen und vieles mehr. Richtig ist, dass Apfelessig ein wenig zur Gewichtsreduktion beiträgt. Essig und die Bioaktivstoffe aus den Äpfeln regen den Stoffwechsel an. Das fördert die Fettverbrennung. Kaffee, Tee, Guarana, Chili und andere anregende Pflanzen wirken ähnlich. Essig allein macht nicht schlank. Das erreicht man nur durch eine ausgewogene Ernährung mit vielen Bioaktivstoffen aus Gemüse und Obst, ausreichender Eiweißversorgung (möglichst pflanzliche Quellen wie Soja und Hülsenfrüchte), hochwertigen pflanzlichen Fetten mit hohem Anteil an konjugierter Linolsäure (CLA) und ausreichender Bewegung. Einfache Kohlehydrate, wie Zucker und Weißmehl, sind zusammen mit Fett dagegen ideale Dickmacher (z.B. Kekse, Brötchen mit Käse oder Wurst, Pizza, Fast-Food mit Cola und Pommes Frites, Schokolade). Bei derartigen Speisen wirkt weder Essig noch irgendetwas anderes gewichtsreduzierend.

Wie immer sind auch beim Essig die guten oder schlechten Eigenschaften stark von der Qualität und der Dosis abhängig. Herkömmlichen Haushaltsessig verwende ich nur zum Reinigen im Haushalt. Guter Balsamico-Essig dagegen ist eine Bereicherung der Küche. Naturvergorener Apfel- oder Weinessig aus biologischem Anbau ist – sparsam dosiert – gesund (allein schon durch die hochwertigen Zutaten und die vor der Essiggärung erfolgte Hefegärung). Apfelessig und Weinessig wirken nicht nur durch die Essigbakterien und die Essigsäure. So genannte sekundäre Pflanzeninhaltsstoffe (Bioaktivstoffe) der Äpfel wie auch der Weintrauben haben wie Beeren, Zwiebeln und Knoblauch einen Herzschutzeffekt. Diese vorbeugende Wirkung wird hervorragend durch soma-artige Enzym-Gärgetränke (Ur-Kefir, Wasserkefir und das altindische Soma-Gärgetränk) unterstützt. Sie sind ein so großer Gesundheitsschatz, dass ich ihnen ein eigenes Kapitel widme.

Essig ist ein starkes natürliches Desinfektionsmittel. Dadurch wirkt er der Fäulnisbildung im Darm entgegen. Deshalb macht es Sinn, bei üppigen Mahlzeiten oder schwer verdaulichen Gerichten, wie z.B. Linsen, eine kleine Menge Essig zu verwenden. Hildegard von Bingen schrieb: „*Weinessig taugt zu allen Speisen ..., auf solche Weise mit etwas Nahrung eingenommen, reinigt er das Stinkende (Flatulenz) im Menschen und reduziert in ihm die schlechten Säfte ...*"

Wie kommt es zu dieser unterschiedlichen Beurteilung von Essig als Nahrungsmittel in Europa und China? In vielen Ländern Asiens ist die Ernährung gleichzeitig eine Heilmethode und seit Tausenden von Jahren auf einem sehr hohen Niveau. Gärgetränke und milchsauer vergorenes Gemüse gehören traditionell zu allen Speisen. Derartig gut ernährt ist ein stark saures Produkt wie Essig eher hinderlich. In Europa dagegen gab es schon im Mittelalter entweder Mangelernährung oder die bäuerliche Fülle mit viel zu viel Fett, Kohl und Bier. Die Folge: Erhebliche Fäulnisprozesse im Darm. Da ist selbst ein so starkes Desinfektionsmittel wie Essig eher hilfreich. Ich empfehle zur Unterstützung der Verdauung „Schwedenkräuter" oder geeignete Kräuterprodukte dem Essig vorzuziehen. Bei Augen- und Leberproblemen sollte man mit Essig und anderen stark sauren Produkten zurückhaltend sein.

Essigeinreibung bei Gicht, Rheuma und Verstauchungen, Bäder, Massagen, feuchte Wickel und Inhalationen sind seit alters her bekannt. Essig wirkt durchblutungsfördernd und regt stark die Hautfunktionen an. Die Ausscheidung von Stoffwechselgiften und Säuren kann über die Haut durch basische Bäder und anschließende Essigeinreibungen wirkungsvoll aktiviert werden. Ein gutes Milchsäuregärgetränk wirkt nicht so stark anregend wie Essig, schont aber besser die gesunde Mikroflora der Haut und stärkt sie zugleich (ja, auch auf der Haut wirken nützliche Mikroorganismen). Saunagänge, Vitamine, pflanzliche Antioxidantien, viel Gemüse, Getreide (besonders Hirse) und Mineralien unterstützen die Reinigungskur. Wichtig ist es, dabei gegorene Getränke auf Milchsäure- und Hefebasis zu trinken. Sie aktivieren auch die Giftausscheidung über den Darm und die Niere. Geeignete Kräutertees verstärken diese Ausscheidung.

Einige Essighersteller geben dem Weinessig gleich Kräuter mit hinzu. Das erhöht deren gesunde Wirkung in den Bereichen, wo diese Kräuter dienlich sind. In Mittelmeerländern, also bei hohen Temperaturen, haben sich Essig und Öl als Salatsoße bewährt, weil Essig das Wachstum von unerwünschten Keimen bremst.

Wer sich jedoch ausgewogen und nicht zu üppig ernährt, sodass der Darm nicht zur Fäulnisgrube wird, kann auf Essig verzichten. Die gesunden Bifidobakterien im Darm produzieren ihn von Natur aus und in genau richtiger Menge. Das ist vermutlich auch der Grund, warum in unserem etwas kühleren Kulturkreis milchsauer vergorene Lebensmittel dem in Essig eingelegten Gemüse vorgezogen und Salatsoßen aus Essig und Öl früher kaum verwendet wurden. Bei mäßigen Temperaturen benötigt der Salat keine Desinfektion durch Essig.

Fast überall auf der Welt wurden um vergorene Lebensmittel wundersame Legenden der Heilkraft gesponnen – vom Altertum bis zur Neuzeit.

Man könnte sich einen Globus nehmen, mit dem Finger willkürlich auf irgendein Land tippen und ein wenig nachforschen. Mit großer Wahrscheinlichkeit wurden oder werden in diesem Land Gärprodukte geschätzt und manchmal sogar als Kultgetränk verehrt: Met, der Göttertrank der Germanen, das Kultgetränk Soma in Altindien, das frühere Volksheilmittel Kombucha in Osteuropa, der russische Kwass oder der Kumyß der Tartaren. Was dem Deutschen sein Sauerkraut, ist dem Koreaner sein Kimchi.

Besonders die traditionellen Gärprodukte unterstützen die Gesundheit ideal. Es sind besonders die naturnah und noch mit hoher handwerklicher Kunst arbeitenden Kleinbetriebe, die diese Schätze der Natur bewahren. Sie sorgen für den hohen Ruf der heimischen Küche, für kulinarische Genüsse und zugleich schon fast heilsame Gärprodukte. Lassen Sie es nicht zu, dass die Lebensmittelindustrie diese

Kulturgüter durch billige Massenware ersetzt. Wir brauchen nicht nur das Schutzprogramm des Unesco-Kulturerbes zur Erhaltung alter, toter Bauten, sondern ein Schutzprogramm für die Bewahrung des lebendigen Kulturerbes der Menschheit: die gegorenen Lebensmittel!

Bierhefe – konzentrierte Vitalstoffe

Bierhefen stellten sich als reiche natürliche Vitamin B-Quelle heraus. Diese Vitamine sind wichtig für eine gesunde Haut. Naturhefe in Gärprodukten erzeugt Wirkstoffe, die Bakterien abwehren und vor allen Dingen gegen die Erreger der Furunkulose wirken. In hefehaltigen Getränken (vergoren mit Saccharomyces cerevisiae) fanden Biochemiker die Zellschutzsubstanzen reduziertes Glutathion und Glutathionperoxidase. Sie schützen sowohl die Hefe als auch die menschlichen Zellen vor schädigenden Umwelteinflüssen – ein gewichtiger Gesundheitsfaktor, denn jeder ist nur so jung und gesund, wie seine Zellen. Reduziertes Glutathion und Glutathionperoxidase helfen dem Körper auch bei der Entgiftung von Pestiziden, Schwermetallen und anderen Schadstoffen. Würde man das Glutathion-Schutzsystem chemisch nachbauen und in eine Vitaminpille geben, wäre diese Form der Gesundheitsvorsorge für den Normalverdiener unbezahlbar. Weitaus preisgünstiger ist der tägliche Verzehr von Hefegärprodukten zur Deckung des Glutathionbedarfs. Allerdings setzt dies voraus, dass im Gärprodukt ausreichend viel hefehaltiger Bodensatz enthalten ist. Das ist leider üblicherweise nicht der Fall; der vitalstoffreiche Bodensatz wird in der Regel ausgefiltert. Reduziertes Glutathion in Kapseln wird meistens durch genmanipulierte Mikroorganismen hergestellt. Glutathion wird auch in der Leber gebildet und kommt in Obst und Gemüse vor. Joghurt, Kefir, Bohnen, Fisch, Eier, Knoblauch, Linsen und Sojabohnen enthalten wiederum reichlich die Aminosäure Methionin. Sie schützt Glutathion vor dem Abbau. Wer also Hefe- bzw. Hefegärgetränke, Joghurt oder Kefir und die genannten Lebensmittel verzehrt, braucht die oft überteuerten Glutathionprodukte nicht.

Nicht zuletzt besitzt Hefe die Fähigkeit, für das Immunsystem wichtige Spurenelemente wie Selen, Zink, Chrom und viele andere organisch zu binden. Der menschliche Körper kann sie in dieser hefegebundenen Form besonders gut aufnehmen und verwerten. Das setzt natürlich voraus, dass die Hefe in einer spurenelementereichen Nährlösung wächst. Ein billiger Nährboden, wie er beispielsweise für die herkömmliche Bäckerhefe verwendet wird, bringt auch nur eine gesundheitlich minderwertige Hefe hervor. Wenn Sie die Möglichkeit haben, Ihren eigenen Gesundheitstrunk anzusetzen, verwenden Sie am besten als Zugabe zur Nährlösung einen Saft, der reich an Mineralien und Spurenelementen ist. Besonders Zink ist wichtig, weil Zink einerseits über 200 Enzyme im Körper aktiviert, das Immunsystem stärkt und gleichzeitig das Wachstum der Naturhefe fördert.

Ein Pionier der Hefeforschung war Prof. E. Abderhalden (Universität Halle). Er sprach den Wirkstoffen der Bierhefe die Rolle eines „pflanzlichen Insulins" zu. Bierhefe enthält im so genannten „Glukose-Toleranz-Faktor" Chrom. Chrom ist wichtig zur Harmonisierung des Blutzuckerspiegels. Ein gesunder Diättrunk zur Gewichtsreduktion sollte deshalb auch genügend Chrom enthalten. Ständig werden neue gesundheitsfördernde Substanzen in Hefe und Hefegetränken entdeckt. Zum Beispiel das Beta-Glucan. Es ist auch z.B. im Hafer enthalten. Es harmonisiert die Bauchspeicheldrüse, unterstützt das Immunsystem und die Energiebilanz beim Sport und hilft dem Stoffwechsel, den Cholesterinhaushalt zu managen. Damit ergibt sich ein weiterer Baustein für den Herzschutz. Aber das alles führt viel zu weit in den Dschungel der Biochemie. Lassen wir es bei folgender Erkenntnis: Das uralte Wissen unserer Vorfahren, der Heiden und Kelten, der indischen, ägyptischen und chinesischen Ärzte konnte heute wissenschaftlich bestätigt werden. Besonders der Bodensatz vergorener Hefegetränke ist reich an Vitaminen, Spurenelementen, Enzymen, natürlichen Antibiotika und Zellschutzsubstanzen, die unsere Vitalität stärken und die Abwehrkräfte unterstützen.

1934 entwickelte Heinrich Metz am Institut für Tierernährung (Universität Halle) besonders aufgeschlossene flüssige Hefezellen. Später entwickelten auch andere Forscher flüssige Hefekonzentrate. In Gesundheitsläden, Reformhäusern und Apotheken gibt es diese zu kaufen.

In dieser Form sind die Vitalstoffe der Hefe besser für den Körper verwertbar. Derartige Getränke sind besonders reich an natürlichen B-Vitaminen, Aminosäuren und den Wirkstoffen der Hefezelle. Der Gehalt an Mineralien und Spurenelementen ist abhängig von der verwendeten Nährlösung zur Herstellung dieser Produkte. Hier gibt es große Unterschiede.

Allergiker oder Menschen mit angeschlagener Gesundheit sollten die Verträglichkeit von Hefefertigprodukten vom Naturarzt oder Heilpraktiker testen lassen. Ich habe festgestellt, dass frisch angesetzte Hefegärprodukte nach zwei Tagen Gärzeit selbst für Hefeallergiker meistens sehr gut verträglich sind. Erst bei längerer Gärzeit sterben Hefezellen ab und das Allergierisiko steigt.

Die vielen Heilerfolge aus der Vergangenheit führten zu einem großen Angebot an Bierhefeprodukten zur Nahrungsergänzung. Bierhefe ist das, was bei der Bierproduktion übrig bleibt. Sie ist eine der reichsten natürlichen Quellen an hochwertigen Proteinen, Aminosäuren, Mineralien, Spurenelementen und Vitaminen, besonders der Vitamine der B-Gruppe. Gegenüber Vitaminpräparaten enthält Bierhefe guter Qualität die natürliche Vielfalt an Vitaminen, und zwar nicht nur die bekannten Vitamine B 1, B 2, B 3 und B 6, sondern auch Folsäure, Panthothensäure (B 5), Biotin (B 7) und m-Inosit (B 8). Bierhefe fördert daher auf natürlichem Wege eine schöne, gesunde Haut. Der größte Teil dieser Vitalstoffe stammt vom Getreide, das für die Bierherstellung verwendet wird. Hochwertige Bierzutaten liefern auch hochwertige Bierhefe. Herkömmliche frische Bäckerhefe in Würfeln dient als Backtriebmittel. Zu ihrer Herstellung werden in der Regel keine so hochwertigen Zutaten verwendet.

Besonderheiten verschiedener Hefeprodukte:

1. **Getrocknete Bierhefe:** Hochkonzentrierter Gehalt an B-Vitaminen, Mineralien und Spurenelementen; keine lebenden Hefezellen.

Daher kann sie auch nicht den Darm reinigen helfen oder Geschwüre heilen wie der früher bezeichnete „Schlamm des Bieres". Nicht geeignet für Hefeallergiker.

2. **Flüssige, hefevergorene Fertigprodukte:** Je nach Nährlösung mehr oder weniger reich an B-Vitaminen, Mineralien und Spurenelementen; sie sind durch den zusätzlichen Enzymgehalt wertvoller als Trockenhefe. Prof. Abderhalden stellte in Tierversuchen fest, dass nichtgetrocknete Bierhefe eine stärkere Heilwirkung ausübt als getrocknete Bierhefe. Die Aktivität der Enzyme und der lebenden Makromoleküle kann durch Flaschenlagerung eingeschränkt sein.

3. **Frisch gegorene Hefegetränke:** Gärgetränke, die einige Tage gegoren sind, nicht erhitzt wurden und noch den Bodensatz enthalten, haben die höchste Enzymaktivität (z.B. frisch gebrautes Bier, Federweißer, Kwass, soma-artige Enzym-Gärgetränke). Sie sind im Vitamin- und Mineralien- und Spurenelementegehalt nicht so reichhaltig wie flüssige Bierhefekonzentrate oder wie feste Bierhefe – es sei denn, es wird bei der Zubereitung der Hefegärgetränke eine reichhaltige Nährlösung verwendet. Sie unterstützen aktiv die Darmflora und entziehen dem Darmpilz die Nahrung. Viele Frischhefegetränke sind auch gleichzeitig ein beliebtes Getränk.

   Hefeprodukte sind hilfreich für Herz-Kreislauf, Magen und Darm, bei Stress, helfen, den Blutzuckerspiegel zu harmonisieren und fördern gesunde Haut, Haare und Nägel.

Nachfolgend habe ich alle wichtigen Forschungsergebnisse stichpunktartig zusammengestellt.

Die Hefen **Saccharomyces cerevisiae** und **S. boulardii** können ***in lebender Form*** in folgender Weise positiv auf den Stoffwechsel wirken:[6]

➢ Anregung des Immunsystems (Immunstimulation)

➢ Sie durchqueren den Magen ohne Beeinträchtigung

- Hauptwirkungsort: Duodenum (Zwölffingerdarm) und Ileum (Dünndarm)

- Im unteren Teil des Darmes zerfallen die Hefen (Autolyse) und geben Vitamine, essentielle Aminosäuren und Enzyme frei

- Sekretion von Immunglobulin IgA – dadurch Stärkung der Schleimhautbarriere und Schutz der Schleimhaut

Sachharomyces-Hefen ergänzen damit die Wirkungen von Milchsäure-Bakterien ideal. Sie bauen im Darm einen hochwirksamen Schutzwall gegen störende und pathogene Keime auf.

Die Schutzbarriere im Darm und die Rolle der Saccharomyces-Hefen ist für die Gesundheit ein so wesentlicher Faktor, dass ich darauf im Abschnitt „Selbstvergiftung aus dem Darm" noch einmal näher eingehe.

Wein wird heute wie früher gerne lange gelagert. Die wertvollsten Weine sind jahrelang gereift. Bier dagegen tranken alle Völker nur frisch gebraut, obwohl getrocknete Bierhefe eines der vitaminreichsten Lebensmittel ist. Als konzentrierte Form der Hefe sichert sie das Überleben bei Nahrungsmangel wesentlich länger als jedes andere Lebensmittel, wie militärische Versuche in Großbritannien bestätigt haben. Warum zogen es unsere Vorfahren dennoch vor, Bier frisch zu trinken?

Auch diese Verhaltensweise ergibt wissenschaftlich betrachtet einen Sinn. Lebende Saccharomyces-Hefen erfüllen nämlich wichtige Aufgaben im Abwehrsystem des Menschen. Sie erzeugen so genannte Killertoxine, die gezielt Kolibakterien und eine ganze Reihe anderer Krankheitserreger vernichten. Das Erstaunliche dabei ist, dass sie gleichzeitig die nützlichen Lactobacillen im Darm fördern. Hefen wie Saccharomyces cerevisiae oder S. boulardii gelangen unbeschadet durch den Magen und werden auch im Dünndarm kaum verdaut. Sie behalten dadurch ihre Abwehrfunktion bis in die unteren Bereiche des Darmes. Erst dort stirbt ein Teil der Hefen ab und gibt dabei die in den Hefezellen enthaltenen Vitamine, Aminosäuren, Zellschutzsubstanzen wie Glutathion und vieles mehr an den Körper ab.

Mediziner setzen erfolgreich Saccharomyces-Präparate mit lebenden Hefezellen gegen Diarrhö (Durchfall) ein. Diese Medikamente sind jedoch nicht für den Dauergebrauch gedacht. Wer mit lebenden Saccharomyces-Hefen täglich seine Abwehrkräfte unterstützen möchte, kann auf frisch gegorene Hefegetränke ausweichen. Wie schon dargestellt, sind dann bereits viele B-Vitamine und Enzyme im Getränk enthalten, während lebende isolierte Hefezellen, wie die Bäckerhefe aus dem Kühlregal, dem Körper Vitamine entziehen können.

> **Der Mensch ist ein von der Natur nach ihren Gesetzen geschaffenes und daher von ihr abhängiges Wesen.**
>
> **Viktor Schauberger (1885-1958)**

Die genannten Beispiele zeigen, wie sinnvoll traditionelle Ernährung, Darmflora und Immunsystem zusammenspielen.

Die ewigen Gärgetränke – ein Glas voller Lebensenergie

Sie waren als Volksheilmittel beliebt, als belebender Krafttrunk geschätzt oder wurden gar als Göttertrank verehrt: die großen Gärgetränke wie Kefir, Kwass, Kumyß, Kombucha und Soma. Um keine anderen Lebensmittel rankten sich so viele Legenden und unglaubliche Heilberichte wie um diese Getränke. Was ist tatsächlich das Besondere an diesen Kultgetränken?

Enzym-Power – die große Kraft der kleinen Helfer

Die uralten Gärprodukte sind noch voller Geheimnisse: Pharmakologen finden darin neue Probiotika, die gegen widerstandsfähig gewordene Krankheitserreger einen Schutzwall aufbauen; Biochemiker entdecken in ihnen zahlreiche neue Enzyme, die Körperzellen vor vorzeitiger Alterung schützen; Ökotrophologen erkennen den unschätzbaren Nutzen der Gärgetränke für die Verdauung der Nahrung, Mediziner stoßen auf hochwirksame immunstärkende Substanzen, und Gerontologen finden in Gärprodukten Stoffe, mit deren Hilfe Körperzellen in Nährlösungen länger leben.

Früher beschäftigte sich die Ernährungswissenschaft hauptsächlich mit chemisch einfach aufgebauten Wirkstoffen wie Vitaminen. Je weiter die Natur erforscht wurde, desto phantastischer und komplizierter wurden die gefundenen Stoffe. Die Wirkung der ungesättigten Fettsäuren, die Pflanzenöl so gesund machen, ist nur zu verstehen, wenn neben dem chemischen Aufbau noch die Struktur berücksichtigt wird. Sie wirken wie ein Schlüssel. Fettsäuren sind jedoch gegenüber den so genannten Enzymen geradezu einfach aufgebaut. Enzyme bestehen manchmal aus hunderttausenden Molekülen. Diese Enzyme regeln alle wichtigen Funktionen im Körper. Sie sind die Werkzeugmaschinen des Lebens.

Gärung ist Leben.
Louis Pasteur

Frisch zubereitete Gärgetränke sind wahre Meister in der Enzymproduktion. Sie erzeugen in einer unvorstellbaren Geschwindigkeit und Menge ständig neue Enzyme zum Aufbau lebender Substanz und zum Abbau von Gift- und Abfallstoffen. Diese Enzym-Power geben sie an denjenigen weiter, der sie trinkt. Die Hefen in diesen Enzym-Gärgetränken sorgen dafür, dass die Enzyme unbeschadet durch den Magen kommen. Sie wirken wie eine Minikapsel, die sich erst im Darm abbaut und dabei die eingelagerten Vitalstoffe freigibt. Hierin liegt einer der Hauptgründe, warum Gärgetränke so gesund sind. Sie wirken ähnlich wie eine Frischzellenkur. Je länger Gärprodukte haltbar sind, desto schwächer ist deren Enzymaktivität. Deshalb nenne ich nur die frisch zubereiteten, ursprünglichen Gärprodukte **Enzym-Gärgetränke.**

Enzym-Gärgetränke enthalten außerdem eine hohe biologische Ordnungskraft, die sie beim Verzehr an den Körper weitergeben. Für Leser, die tiefer in diese Geheimnisse des Lebens und der Gesundheit eindringen möchten, habe ich die nächsten beiden Seiten geschrieben. Zugegeben, es ist etwas schwer verständlich, weil es alte Vorstellungen sprengt. Wer mehr an den praktischen Dingen interessiert ist, kann diese Seiten getrost überspringen.

Gärgetränke mit Lactobacillus- und Hefekulturen sind wertvolle Enzymquellen – ein Schatz für die Gesundheit!

Die Natur ist mehr als die Summe aller einzelnen Bausteine. Alles ist auf vielfältige Art und Weise miteinander verbunden und geordnet. Leben ist nur durch Ordnung möglich. Diese Erkenntnis aller großen Naturphilosophen konnten auch Biophysiker in vielen wissenschaftlichen Experimenten bestätigen. Der Nobelpreisträger Prof. E. Schrödinger schrieb in seinem Buch „Was ist Leben“ (1945):

„Der Kunstgriff, mittels dessen ein Organismus sich stationär auf einer ziemlich hohen Ordnungsstufe hält, besteht in Wirklichkeit aus einem fortwährenden Aufsaugen von Ordnung aus seiner Umwelt.“ Mit anderen Worten bedeutet dies: Wir erhalten unser Leben und unsere Gesundheit nicht allein durch Aufnahme von Bausteinen wie Vitamine, Mineralien, Fett- und Aminosäuren, sondern in erster Linie durch die Aufnahme von Ordnung.

Die höchste Form der Ordnung besitzt das Lebensmolekül DNS (Desoxyribonukleinsäure). Es sitzt im Kern jeder Zelle und besteht aus etwa 10 Milliarden Molekülen. Als Träger der Erbinformation steuert es den Aufbau der Zellen und damit der gesamten Organe. Eine gewaltige Aufgabe, denn immerhin sind im menschlichen Körper in jeder Sekunde mehr als 10 Millionen abgestorbener Zellen zu ersetzen. Der deutsche Physikprofessor und Biophotonenforscher F. A. Popp schreibt dazu: *„Eines der größten Wunder der Natur, das oft unterschätzt oder verkannt wird, ist wohl die Tatsache, dass die hohen Zellverluste von Lebewesen stets sowohl im korrekten „timing“ als auch mit submolekularer Präzision genau ausgeglichen werden.“*[7] Die DNS ist praktisch die Bauanleitung für das Gebäude Mensch. Die Enzyme sind die Bauarbeiter und Maschinen. Bisher wurden etwa dreitausend verschiedene Enzyme entdeckt. Ihre tatsächliche Zahl ist vermutlich wesentlich höher. In einem unermüdlichen Schaffensdrang sorgen sie für den reibungslosen Ablauf unseres Stoffwechsels. Als Architekten und Bauleiter könnte man die RNS (Ribonukleinsäure) und unzählige Arten von Proteinen (Eiweißbausteine) ansehen.

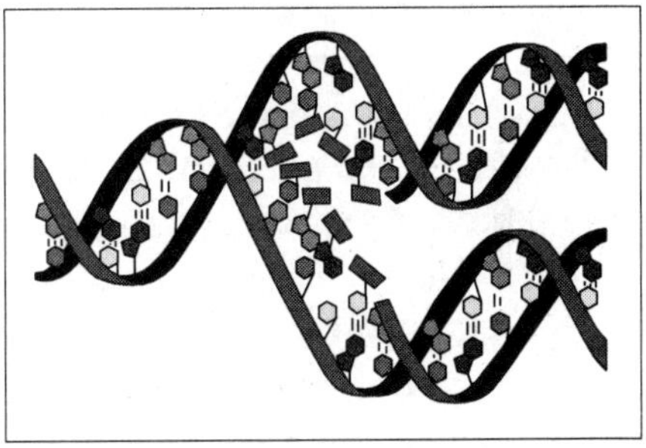

Kleiner Ausschnitt aus dem Lebensmolekül DNS. In diesem Maßstab hätte das gesamte DNS-Molekül im Kern einer menschlichen Zelle eine Länge von etwa 100 Kilometern.

Die genannten Stoffe (DNS, RNS, Enzyme und bestimmte Proteine) gehören zu jener Gruppe von Riesenmolekülen, die der Biologe

W. Ostertag als „lebende Makromoleküle“ (LM) bezeichnet, bei denen sich jeweils tausend bis mehrere Millionen Atome in hoher Ordnung zusammengefunden haben. Er schlägt vor, lebende Makromoleküle als Lebenselixier zu betrachten.[8] LM bauen nicht nur biochemisch neue Zellen auf, sie sind auch auf physikalischem Wege am fehlerlosen Aufbau und an der Erhaltung biologischer Strukturen beteiligt. Die Biophotonenforschung hat den Beweis erbracht, dass durch schwache Lichtsignale (so genannte Biophotonen) der Informationsaustausch zwischen den Zellen erfolgt. LM sind dabei gewissermaßen die Lichtspeicher und Nachrichtenübermittler. Verständlicher werden die Zusammenhänge im Vergleich mit unserer modernen Informationsgesellschaft: Die gesamte Ordnung unserer Gesellschaft, die reibungslose Versorgung mit Energie und Nahrungsmitteln funktioniert nicht allein durch Waren, Gebäude oder andere Gegenstände, sondern wesentlich durch den Informationsaustausch. Um immer mehr Informationen übertragen zu können, setzt die Technik in Zukunft auf Licht. Durch Laserlicht können die Informationen über Lichtleiterkabel und Satelliten von einem Ort auf der Erde mit Lichtgeschwindigkeit an alle Menschen weitergeleitet werden. Die Zellen aller Lebewesen nutzen das gleiche Prinzip, um Ordnung und damit Leben und Gesundheit zu gewährleisten – das ist die großartige Entdeckung der Biophotonenforscher. F. A. Popp hat errechnet, dass ein einziges lebendes Pflanzenblatt durch Biophotonen (Lichtsignale) pro Sekunde mehr Informationen vermitteln könnte, als die gesamte Menschheit seit ihrem Bestehen durch Sprache, Schrift und Nachrichtensendungen ausgetauscht hat! Gesundheit beruht also nicht nur auf Stoffen, sondern auch auf Informationen. Die lebenden Makromoleküle erfüllen dabei eine wichtige Aufgabe. F. A. Popp drückt es so aus:

„Wir sind primär nicht Kalorienfresser, auch nicht Fleischfresser, Vegetarier oder Allesfresser, sondern Ordnungsräuber und Lichtsäuger.“ „Durch das Essen kommt es zum Informationsaustausch, zu einer Botschaft der Nahrung.“[7]

Die Schwingung der Lebensmittel übermittelt verborgene Botschaften, die den Menschen in seiner Gesundheit und in seinem Bewusstseinswachstum hemmen oder fördern können. Welche Botschaft gibt uns das Fleisch der Tiere aus der Massentierhaltung, die elendig dahinvegetieren müssen und, bevor sie endlich durch einen frühen Tod im Schlachthof erlöst werden, Todesängste erleiden! Welche Botschaft geben uns mit viel Liebe im eigenen Garten bis zur Reife gepflegte Gemüse und Früchte! Und was ist die Botschaft der Gärprodukte: Voll entfaltete Lebenskraft!

Wer tiefer in diese Materie eindringen möchte, dem empfehle ich die Bücher von F. A. Popp[7], W. Ostertag[8] und M. Bischof[9].

Eine besonders hohe LM-Anzahl ist überall dort erforderlich, wo sich neue Zellen bilden, z.B. auch Sprossen und junge Blätter. Die wunderbaren Heilwirkungen vieler Naturprodukte führt W. Ostertag maßgeblich auf deren Gehalt lebender Makromoleküle zurück. So wie Samen und Früchte gespeicherte Sonnenenergie spenden, liefern LM gespeicherte universelle Ordnungs- und damit Lebensenergie. Nichts auf der Welt erzeugt so viele LM wie die Mikroorganismen der Gärprodukte. Sie sind also auch physikalisch gesehen wahre Lebensenergiespender. In einem Glas eines Enzym-Gärgetränkes können sich leicht in wenigen Minuten 10 Millionen neue Mikroorganismen bilden. Unzählige Enzym-Moleküle müssen dabei eine astronomisch hohe Anzahl organischer Bausteine neu anordnen. Frische Gärgetränke sind deshalb ideale Enzymquellen. Sie können den zehnfachen Gehalt an lebenden Makromolekülen von beispielsweise Obst oder Gemüse aufweisen. In ihnen wirkt eine gewaltige Ordnungskraft – jedoch nur, solange die Enzyme und die LM aktiv bleiben. Lange Lagerzeiten, Erhitzung, Konservierung oder andere Bearbeitungsmethoden können die Enzymaktivität in Gärgetränken erheblich senken.

Kefir und Kombucha – die Kraft der Vielfalt

Alle in den folgenden Kapiteln beschriebenen Enzym-Gärgetränke, Kefir, Wasserkefir, Kombucha und Soma, wie auch die bereits beschriebenen Gärprodukte Brottrunk und Kwass, harmonisieren bei regelmäßiger Anwendung das wichtige Säure-Basen-Gleichgewicht. Die organischen Säuren der Milchsäure-Gärprodukte wirken im Körper basisch. Enzym-Gärgetränke helfen bei der Entgiftung des Körpers, wirken wie Joghurt der Fäulnis im Darm entgegen und stärken das Immunsystem. Sie bringen allgemein den Organismus mehr oder weniger stark wieder ins Gleichgewicht. Bei einer Vielzahl von Erkrankungen und Beschwerden, wie Magen- und Darmerkrankungen, Durchfall, Verstopfung, Darmträgheit, Verdauungsschwäche, Blutarmut, Osteoporose (Knochenschwund), chronischer Erschöpfung, nach schweren Erkrankungen (z.B. Krebs), Gicht, Rheuma, Sodbrennen, Ausschläge und Ekzeme können sie wichtige Heilimpulse geben und so ärztliche Therapien wirkungsvoll unterstützen.

Enzym-Gärgetränke haben gegenüber Präparaten, die lebende Mikro-Organismen enthalten, einen großen Vorteil: Durch die Reifezeit entstehen die bioaktiven Enzyme und die organischen Säuren. Probiotische Lactobacilluskulturen in Kapseln enthalten dagegen diese Stoffe nicht. Dafür können sie wiederum große Mengen dieser probiotischen Bakterien gezielt in den Darm bringen. Das kann wichtig sein, um die z.B. durch eine Antibiotikabehandlung vernichteten Darmbakterien möglichst schnell wieder zu ersetzen.

Trotz aller therapeutischen Vorzüge sind Kefir, Kombucha und andere Enzym-Gärprodukte Lebensmittel und keine Medikamente! Gärprodukte sind keine Wunderheilmittel, auch wenn immer wieder erstaunliche Erfolge beobachtet wurden. Der unschätzbar hohe Wert der Gärprodukte liegt darin begründet, dass sie über 3.000 verschiedene Enzyme enthalten und so durch die organischen Säuren den Darm und die Nahrungsaufnahme vorteilhaft unterstützen. „Ist der Darm gesund, ist der Mensch gesund." Das ist zwar übertrieben, stellt aber die Bedeutung eines gesunden Darms ins rechte Licht. Wer bei den Gärprodukten auf Qualität achtet, bereichert seinen Speiseplan durch außerordentlich gesunde Lebensmittel. Ist es nicht wesentlich klüger und einfacher, die eigene Gesundheit zu fördern, statt Krankheit heilen zu müssen?

Kefir, Wasserkefir, Kombucha und Soma

In diesen Gärgetränken bilden verschiedene Mikroorganismen eine außerordentlich harmonische Vereinigung. Die Hefen produzieren beispielsweise Vitamine, die das Wachstum der Bakterien fördern; jene wiederum erzeugen organische Säuren und natürliche Probiotika, die fremde Bakterien und Hefen aus dem Schutz- und Trutzbündnis fern halten. Solche Lebensgemeinschaften konnten sich über Jahrtausende fast unverändert behaupten, weil sie eine selbstreinigende Wirkung haben – fremde Mikroorganismen werden eliminiert.

Diese selbstreinigende Wirkung, die hohe Ordnungskraft und die Stoffwechselleistung der Enzyme können Sie sich im wahrsten Sinne des Wortes „einverleiben“, indem Sie Gärgetränke dieser Art trinken.

Kefir

Kefir wurde ursprünglich in Südrussland, im Kaukasus und in Sibirien aus Stutenmilch hergestellt. Er trat in Europa seinen Siegeszug als legendäres Gesundheitsgetränk erst vor etwas mehr als einhundert Jahren an. Russische und rumänische Wissenschaftler erforschten die Heilkraft des Kefirs. Sie bestätigten die überlieferten positiven Wirkungen, insbesondere zur Verbesserung des Blutbildes und zur Unterstützung der Therapie bei Lungen-, Magen-, Darmerkrankungen und Rachitis. Vor 60 Jahren gab es in Russland etliche offizielle Kefir-Heilanstalten. Dort wurden nicht etwa Darmerkrankungen mit Kefir therapiert, sondern die Lunge. Nur mit frischer Luft, ein Paar Kräutern und diesem original russischen Kefir wurde die damals tödlichste Seuche erfolgreich geheilt: die Lungenkrankheit TBC.

Lasst Eure Nahrung Eure Heilmittel sein,
und Eure Heilmittel Eure Nahrung.
Hippokrates von Kos (460 - 377 v. Chr.)

Diese Empfehlung des großen Arztes Hippokrates wurde von den russischen Medizinern erfolgreich umgesetzt.

Der russische und kaukasische Kefir setzt sich aus einer Lebensgemeinschaft verschiedener Milchsäurekulturen (Lactobacillen), Bakterien und Hefen (Torula, Saccharomyces) zusammen:

- Lactobacillus caucasicus, Lactobacillus brevis, Lactobacillus casei, Leuconostoc
- Streptococcus- und Betabacterium-Arten
- Candida kefyr, Saccharomyces kefyr, Torula-Arten

Die Zusammensetzung schwankt je nach Herkunft. Wasserkefir enthält ähnliche Lactobacillus- und Hefestämme. Er wird ohne Milch mit Hilfe des Kefirpilzes zubereitet. Über das Internet finden Sie mit dem Suchbegriff Wasserkefir private und gewerbliche Anbieter des Kefirpilzes. Die Herstellanleitung, Rezepte und Erfahrungen werden in der Regel mitgeliefert, sodass ich hier nicht näher darauf einzugehen brauche.

Seit etwa siebzig Jahren wird in mehreren Ländern Europas Kefir hergestellt. Der industriell produzierte Kefir unterscheidet sich jedoch in vielen Punkten vom kaukasischen Original. Es wird beispielsweise ausschließlich Kuhmilch verwendet. Der herkömmliche Supermarkt-Kefir enthält spezielle Hefen mit wenig Gärungsaktivität. Dadurch wird vermieden, dass sich die Deckel des Kefirbehälters wölben. Bei einem echten Kefir würde dies durch Kohlendioxidbildung während der Gärung passieren.

Moderne Kefir-Fertiggetränke werden in der Regel mit einigen der folgenden Hefen und Milchsäure-Bakterien hergestellt: [46]

- Lactobacillus caucasicus, Lactobacillus casei
- Streptococcus lactis
- Saccharomyces lactis, Torula

Diese Kefir-Fertiggetränke werden im halbreifen Zustand abgegeben und sollen beim Verbraucher nachreifen (sichtbar an der Deckelwölbung).

Es fehlt hier gegenüber dem originalen Kefir die Vielfalt an Milchsäure-Bakterien. Das Milchsäurebacterium Leuconostoc fehlt ebenfalls, nicht nur im Kefir, sondern auch in den meisten anderen modernen Joghurt- und Kefirprodukten. In der Milchindustrie wird es als störend angesehen, weil es ein heftiges Aroma entwickeln kann. Es wurde wieder einmal zu Gunsten der Bedürfnisse der industriellen Produktion der Natur ins Handwerk gepfuscht. Ich halte Leuconostoc für sehr wertvoll. Es gibt Hinweise, dass diese Kultur wertvolle Polysaccharide produziert, die für Knorpel, Bindegewebe, Haut und vieles mehr wichtig sind. Außerdem bildet gerade Leuconostoc viele biogene Amine. Die komplette Familie der biogenen Amine ist für unsere Gesundheit unerlässlich. Wenn nur eines dieser Amine fehlt, kann bereits unsere Lebensqualität beeinträchtigt werden. Einige biogene Amine können jedoch auch das Allergierisiko steigern. Lebensmittelproduzenten und allergieerfahrene Mediziner sollten deshalb ihre Erfahrungen austauschen. Aber auch auf diesem Gebiet hat Leuconostoc einiges zu bieten: Diese Milchsäurekultur wirkt harmonisierend auf das Immunsystem, ein schwaches Immunsystem wird gestärkt, ein überschießendes (häufig bei Allergikern der Fall) wird gedämpft.

Auch Kefir soll wie Kombucha bei Gicht helfen. Ursache von Gicht ist ein erhöhter Harnsäurespiegel im Blut. Der Puringehalt der Lebensmittel spielt nach neuesten Erkenntnissen eine untergeordnete Rolle. Arachidonsäure ist bei der Entstehung der Entzündungs- und Schmerzentwicklung der Gichtschübe beteiligt. Kefir hemmt die Bildung von Arachidonsäure. Eine ausreichende Versorgung mit dem Vitamin Folsäure ist dabei wichtig (besonders reich in Fenchel, Rote Bete, Linsen, grünen Bohnen, dunkelgrünen Blattsalaten). Ein Folsäuremangel ist weit verbreitet. Wer mehr über Kefir lesen möchte, dem empfehle ich das Buch: „Gesund und schön mit Kefir“ von Dr. Jörg Zittlau.[10] Im Buchhandel gibt es auch diverse Rezeptbücher für die Verwendung von Kefir in der Küche.

Richtig erforscht wurde Kefir dort, wo er geschichtlich tief verwurzelt ist. Das sind die Länder der GUS, Bulgarien, Rumänien und die Türkei. Die lebensverlängernde Wirkung wird derzeit am Geriatrischen Zentrum in Succhumi (GUS) und in Rumänien erforscht. Alle

Forscher sind sich schon jetzt sicher, dass Kefir und kefirähnliche Gärgetränke das Leben verlängern.

Eine verwandte Form des Kefirs ist Kumyß aus vergorener Stuten- oder Kamelmilch, das legendäre Gärgetränk der Steppenvölker Zentralasiens. Kumyß wurde als die Krone aller milchsauren Getränke aus Milch bezeichnet. Es gibt Gestüte, die Kumyß heute wieder anbieten. Im Internet finden Sie Bezugsadressen.

Kombucha

Das Teepilzgetränk Kombucha hat wie der Kefir eine lange Tradition als Hausmittel gegen alle möglichen Beschwerden. Der Überlieferung zufolge verwendeten bereits vor zweitausend Jahren die chinesischen Ärzte der Han-Dynastie den Teepilz als Heilmittel. Die ursprüngliche Heimat des Kombucha ist wahrscheinlich Russland. Kombucha enthält eine Lebensgemeinschaft von Essigsäurebakterien (Acetobacter) und verschiedenen Hefen. Die Nährlösung der Mikroorganismen besteht aus gezuckertem Tee.

Wer glaubt, dass er unter dem Begriff Kombucha immer ein einheitliches Gärgetränk erhält, irrt gewaltig. Die Zusammensetzung schwankt noch stärker als beim Kefir, je nach Herkunft oder Anspruch des Herstellers. Unter dem werbewirksamen Namen Kombucha werden heute verschiedene Produkte angeboten:

- Kombucha-Pilz (Teepilz) zur Selbstherstellung des Kombucha-Getränkes;
- mit Kombucha-Kulturen hergestellte Fertiggetränke;
- mit völlig anderen Mikroorganismen hergestellte „Kombucha"-Getränke.

Eine objektive Auswahl ist kaum möglich, da keine unabhängigen Tests existieren und die verwendeten Mikroorganismen selten deklariert sind. Allgemein gilt hier – wie so oft – die Empfehlung:

Billige Produkte sind mit hoher Qualität unvereinbar, aber nicht immer ist ein hoher Preis Garant für einen hohen Gegenwert!

Die Essigsäurebakterien und Hefen der ursprünglichen Kombucha-Symbiose (Original-Kombucha enthält keine Milchsäure-Bakterien) sind:

- Verschiedene Essigsäurebakterien (Acetobacter),
- Gluconobacter gluconicum,
- verschiedene Saccharomyces–Hefen,
- Torula-Hefen und andere Hefen.

Dieser Originalkombucha enthält das Bakterium Gluconobacter, die industriell hergestellten meistens nicht. Schade, denn die von diesem Bakterium hergestellte organische Säure, die Glucoronsäure, unterstützt ideal die Schwermetallausscheidung und bindet in der Leber körpereigene Stoffwechselgifte. Glucoronsäure ist der Baustein von so wichtigen Polysacchariden (Mehrfachzucker) wie Hyaluronsäure (Grundsubstanz des Bindegewebes), Chondroitinsulfat (Grundsubstanz des Knorpels), Heparin und Mukoitinsulfat (Baustein der Magenschleimhaut).

Mit dem Kombucha-Pilz hergestellte Gärgetränke sollen eine gute Wirkung bei Gicht, Rheuma und Arthritis haben, aber nur, wenn ausreichend Glucoronsäure gebildet wird.

Wir verdanken die Wiederentdeckung von Kombucha den Forschungen von Dr. Rudolf Sklenar. Ein mit den Originalkulturen hergestelltes Fertiggetränk ist unter seinem Namen in Apotheken erhältlich.

Kombucha-Anhänger behaupten, im Pilz könnten sich keine anderen Mikroorganismen ansiedeln, er hätte sich dadurch über Jahrtausende in der Originalzusammensetzung erhalten. Das ist jedoch nur die halbe Wahrheit. Tatsächlich verdrängt die Symbiose aus Essigsäurebakterien und Hefen fast alle andersartigen Bakterien. Es gibt jedoch viele ähnliche Hefe- und Essigsäurebakterien-Stämme, die sich in der Symbiose auf Dauer behaupten können. In der gesundheitlichen Wirkung können sie sich erheblich unterscheiden. Deshalb gab es auch in jeder Region unterschiedlich zusammengesetzten Kombucha, jeweils abhängig davon, welche Mikroorganismen aus der Umgebung sich zusätzlich einnisteten und durchsetzten. Kombucha braucht gegenüber Kefir eine längere Gärzeit für die Umwandlung des Zuckers. Was

Kombucha in einer Woche schafft, leistet Wasserkefir in zwei Tagen. Kombucha hat nach längerer Gärzeit allerdings einen geringeren Restzuckergehalt als Wasserkefir, schmeckt dafür aber saurer. Süß schmeckender Kombucha ist wie unreifes Obst zu betrachten. Die Gärzeit reichte in derartigen Kombuchagetränken nicht aus, um den Zucker vollständig genug in organische Säuren und Vitalstoffe umzuwandeln. Erst essigsaurer Kombucha, wie er nach sieben Tagen Gärzeit entsteht, hat genügend gesundheitsfördernde Substanzen gebildet, um seinem Ruf als echtes Gesundheitsgetränk gerecht zu werden.

Über Kombucha wurde in den letzten Jahren sehr viel Gutes geschrieben. Viele Bücher über Kombucha wurden von Autoren geschrieben, die selbst Kombucha vertreiben. Dem Kombucha wurden dabei auch Wirkungen zugesprochen, die er nie hatte. So wurde behauptet, dass Kombucha-Getränk wäre für den Darm besser als der Wasserkefir. Das sehe ich nicht so. Besser oder schlechter – diese Wertungen sind hier genau so wenig angebracht wie beim Obst oder Gemüse. Jedes Gärgetränk hat spezielle Vorteile. Den besten Nutzen erzielen Sie, wenn Sie wie bei Obst und Gemüse eine Abwechslung hineinbringen. Sowohl Kombucha als auch Kefir allein genügen nicht, um bei der heute üblichen Ernährung die Fäulnis im Darm und Darmpilz wirkungsvoll zu verdrängen. ***Wohlschmeckende*** Kombucha- oder Kefirgetränke in Flaschen enthalten außerdem relativ viel Zucker, der als Nährlösung für die ungesunden Darmpilze dient. Ob überhaupt dabei ein echtes Kombuchagetränk mit aktiven Mikroorganismen vorliegt, erkennen Sie ganz einfach: Geben Sie eine kleine Menge des Getränkes in gezuckertes Teewasser. Wenn sich nach einigen Tagen der schleimige Kombuchapilz bildet, war das Kombuchagetränk aus der Flasche naturecht. Andernfalls wurde es pasteurisiert oder sterilfiltriert, d.h. die Kombuchakulturen wurden abgetötet bzw. entfernt oder es wurden andere Mikroorganismen verwendet und das Wort Kombucha nur zur Werbung benutzt. Aber auch solche Getränke sind mit Sicherheit gesünder als Cola oder Brause. Wohlklingende Zutaten wie Ginseng und Ginkgo zeugen von einer guten Marketingabteilung. Das europäische Lebensmittelgesetz verbietet den Einsatz wirksamer Mengen Heilkräuter. Da müssen Sie schon in die Apotheke gehen.

Normaler Kombucha enthält hauptsachlich Essigbakterien. Es sind aber die Milchsäure-Bakterien, die optimal den Darm unterstützen. Rechtsdrehende Milchsäure ist leicht verdaulich, Essigsäure dagegen schwer. Industriell hergestellter Kefir und Joghurt auf Milchbasis ist allerdings nicht vorteilhaft für diejenigen, die eine Milchzucker-Unverträglichkeit haben (siehe Kapitel Lebensverlängerung). Bei selbst hergestelltem Joghurt mit probiotischen Milchsäurekulturen wird auf Grund der längeren Reifezeit der Milchzucker überwiegend abgebaut. Sobald Joghurt sauer schmeckt, ist er ausgereift.

Der Göttertrank Soma – Ursprung aller ewigen Gärgetränke

Das geheimnisvollste und älteste Gärgetränk ist Soma. Es galt in Indien seit der vedischen Zeit als Kultgetränk. Das vedische Zeitalter begann weit vor unserer Geschichtsschreibung und besteht in Indien noch heute. Die menschliche Kultur erreichte in diesen Zeiten eine hohe Blüte. Das Athárva veda umfasste unschätzbar wertvolle Heilrezepturen und spirituelles Wissen. Es wurde wahrscheinlich nur mündlich weitergegeben und würde niedergeschrieben über vierhundert Seiten füllen. Das Geheimnis des Gärgetränkes Soma war nur den höheren Kasten zugänglich. Dieses Gärgetränk und die Texte des Rigveda wurden von den Ariern (übersetzt heißt das so viel wie Fremde) mitgebracht. Keiner weiß genau, woher sie kamen. Vielleicht stammten sie aus einer noch unbekannten früheren Hochkultur aus dem Uralgebiet.

Verursacht durch Kriege, Naturkatastrophen, Überbevölkerung und neu entdeckte Siedlungsräume kam es zu mehreren Völkerwanderungen. Große Wanderungen begannen, als die letzte Eiszeit vor 12.000 Jahren zurückging. Weite Teile Europas und Russlands lagen davor unter einer bis zu eintausend Meter hohen Eisschicht. Riesige unberührte Ländereien wurden mit dem Schmelzen des Eises frei und Zug um Zug besiedelt. Dabei wurde ein Teil des Heilwissens und auch das Enzym-Gärgetränk Soma nach Europa und Russland weitergetragen. Fast alle Europäer und die Hälfte der Völker Asiens sprechen Landessprachen, die von einer indoarischen Ursprache abstammen. Wir sind also tatsächlich alle Brüder und Schwestern, die sich jetzt wieder zu einem gemeinsamen Europa zusammenfinden. Das Gärgetränk Soma wurde den Gegebenheiten in den neu besiedelten Ländern angepasst. In kühlen Regionen gelang das Überleben nur durch die Haltung von Haustieren und deren Milch. So entstand Milchkefir. Wenn Essigbakterien Soma verunreinigen, werden die Milchsäurekulturen verdrängt. So entstand vermutlich Kombucha. Heute überwiegen die Gärgetränke, die sich durch natürliche Gärung von selbst bilden. Inwieweit die ursprünglichen Soma-Mikroorganismen den damaligen Honigwein der Germanen bereicherten oder in den heutigen Gärgetränken zu finden sind, lässt sich derzeit nicht nachvollziehen. Das wäre eine Forschungsarbeit wert und mit Sicherheit sehr aufschlussreich.

Die alten Inder verherrlichten Soma als göttliches Lebenselixier. Soma wird als Trank der Freude und Unsterblichkeit gepriesen. Soma soll laut Überlieferung *„die vergöttlichenden Energien"* mit sich bringen und die *„vitalen und mentalen Kräfte stützen"*, die Urkräfte des Lebens beinhalten und nicht nur Gesundheit, sondern vielmehr geistige und körperliche Reinigung, Verjüngung und die Energien zum spirituellen Wachstum verleihen. Kein anderes Gärgetränk wurde so verehrt wie Soma, und das über viele Jahrtausende hinweg. Dieses Gärgetränk war vermutlich unerlässlicher Bestandteil der heiligen Zeremonien.

Die Zutaten von Soma waren streng geheim und nur den höheren Kasten zugänglich. Aus den Überlieferungen geht jedoch deutlich hervor, um was es sich bei Soma handelte: In den vedischen Texten gibt es viele Begriffe aus der Gärtechnologie, wie *„durch ein Tuch seihen"*, *„brauen"*, *„Soma-Wein"*, *„ausgepresst"*, *„ausgemolken"* und *„lebhafte und heftige Säfte"*. Wer schon einmal ein hefehaltiges Getränk beim Gären beobachtet hat, weiß was mit *„lebhaften und heftigen Vorgängen"* gemeint ist.

In den vedischen Hymnen wird an mehreren Stellen die Selbstreinigung des Gärgetränkes beschrieben. Ein Gärgetränk, das *„sich selbst* *reinigt"*, ist wie Kefir und Kombucha eine beständige Symbiose von gesunden Bakterien und Hefen. Aus den alten Texten lassen sich weitere Einzelheiten rekonstruieren: *„Ausgemolken, die uralte Nahrung"* bedeutet schlicht und einfach Milch. Sie war nicht Bestandteil des fertigen Somas, sondern diente als eine der sieben notwendigen Ausgangssubstanzen zur Kultivierung der Mikroorganismen. Soma enthielt also Milchsäure-Bakterien; wer die Milch der heute noch heiligen indischen Kühe untersucht, würde sogar die spezielle Milchsäurekultur finden. Und welche Hinweise gibt die Textpassage *„ ... in das Seihtuch gegossen, das reinigt"*? Ganz einfach: Die weisen Inder pressten Soma nach der ersten Gärung durch ein feines Tuch. Das geronnene Eiweiß der Milch wurde so ausgefiltert und entfernt.

Der sagenhafte Göttertrank Soma existierte also tatsächlich – ein wirklich außergewöhnliches Gärgetränk.

Soma ähnelt dem kaukasischen Wasserkefir, ist jedoch reiner zusammengesetzt und enthielt zusätzlich einzigartige Mikroorganismen.

Die genaue Rezeptur des Soma ging verloren. Niemand weiß, welche Kräuter oder Pilze als Zutat verwendet wurden. Aber was blieb, sind die Mikroorganismen, die in den unterschiedlichsten ewigen Gärgetränken mehr oder weniger vorhanden sind.

Soma, dieser Gott, aus Kraft geboren
(vedischer Text)

Das Veela Bioaktiv Forschungsinstitut in Hamburg ist auf den Spuren dieses ursprünglichen Soma-Getränkes. Es entwickelte ein Enzym-Gärgetränk mit Mikroorganismen aus Kombucha und Kefir mit Waldbeerenhefen und Milchsäurekulturen wie es in diesen Überlieferungen beschrieben ist. Die Suche nach den ursprünglichen Kräutern und Pilzen als Zutat von Soma steht noch als große Aufgabe bevor.

Fit und gesund mit soma-artigen Enzym-Gärgetränken

Zu den soma-artigen Enzym-Gärgetränken zähle ich den original kaukasischen und russischen Kefir, den Wasserkefir, Kumyß aus Stutenmilch und das altindische Soma-Gärgetränk. Der normale europäische Supermarktkefir hat diese Wirkungen wohl kaum. Diese soma-artigen Enzym-Gärgetränke enthalten in der Regel nicht den wertvollen Gluconobacter wie in manchen Kombuchagetränken. Dafür haben sie andere Pluspunkte. Ideal wäre es, die Vorteile beider Getränke zu kombinieren und mit probiotischen Milchsäurekulturen oder Milchsäure-Gärprodukten zu ergänzen.

Wie beim Kombucha-Pilz bilden sich in allen soma-artigen Enzym-Gärgetränken während der Reifezeit Vitamine, Enzyme, organische Säuren und Polysaccharide mit vielfachem Nutzen für den Organismus. Die produzierten Polysaccharide unterstützen den Knorpel, das Bindegewebe, die Elastizität und Geschmeidigkeit der Haut, die Produktion wichtiger Proteine (Eiweißbausteine) für den Zellstoffwechsel, unterstützen das Immunsystem und wirken tumorhemmend.

Leider gibt es für derartige Produkte in westlichen Industrieländern noch keine finanzkräftige Lobby, die eine weitere Erforschung finanziert. Mit Kapseln und Tabletten lässt sich einfach eine bis zu zehnfach höhere Gewinnspanne erzielen. Zum Glück gibt es aber viele kleinere Anbieter, die den Wasserkefir am Leben halten. Aber auch prominente Förderer, wie die Carstens-Stiftung und der Förderverein Natur und Medizin e.V. in Bonn. Die Naturmedizin-Expertin Frau Dr. Veronica Carstens schreibt über Wasserkefir: *„Diese Mikroben besitzen sehr viele Vitamine, vor allem den Vitamin-B-Komplex, Vitamin D, und Vitamin C. Das stärkt die Nerven und fördert das allgemeine Wohlbefinden. Außerdem können sich die im Wasserkefir enthaltenen Milchsäure-Bakterien im Darm ansiedeln und die Darmtätigkeit günstig beeinflussen. Das ist vor allem dann wichtig, wenn nach Infektionskrankheiten bakterienhemmende Arzneimittel (Antibiotika) eingenommen wurden. Die „guten" Milchsäure-Bakterien verhindern auch das Eindringen von krankmachenden Darmbakterien. Milchsäure-Bakterien und Hefen aktivieren* *außerdem den gesamten Stoffwechsel. Die biologisch erzeugte Kohlensäure regt den Kreislauf an.“*

Je nach der Herstellung (Reifezeit) und dem Umfang der enthaltenen Mikroorganismen sind die nachfolgenden Eigenschaften mehr oder weniger stark vorhanden. Ich gebe hier eine Zusammenfassung aus den vorliegenden Forschungen und klinischen Studien wieder.

Nutzen eines soma-artigen Enzym-Gärgetränkes wie oben beschrieben: Abwehrsteigernd – fördert die Peristaltik (Darmtätigkeit) – mild abführend (nach 24 Std. Gärzeit) – stuhlnormalisierend (nach 48 Std. Gärzeit) – leicht stuhlfestigend (nach längerer Gärzeit) – hemmt das Faulen von Stoffen im Darm und wirkt dadurch lebensverlängernd – stärkt generell die Lebensenergie.

Das ideale Lebensmittel zur Begleitung medizinischer Maßnahmen bei: Katarrhen der Atmungsorgane – Asthma, Bronchialkatarrh, Tuberkulose – Magen- und Darmerkrankungen – chronischer Darmentzündung – Candidabefall (Darmpilz) – Durchfall, Verstopfung[a], Darmträgheit[a], Verdauungsschwäche, Gallenbeschwerden[b], Blasenleiden, Harnwegsinfektionen, Blutarmut[c], Herzinfarkt, sämtlichen Sklerosen – Schlaganfall – Nervenerkrankungen – Rachitis, Osteoporose – chronischer Erschöpfung – chronischer Vergiftung – Eiweißunverträglichkeit – Vitamin B-Mangel – Akne, Schuppen[a], Ausschlägen[a] und Ekzemen[a] – Schwermetallbelastungen, Magersucht bzw. Untergewicht – und zur schnelleren Genesung nach schweren Erkrankungen (z.B. Krebs).

a: 1/2 Liter täglich
b: Der Erfolg zeigt sich nach 2- 6 Monaten
c: In ca. 3 Monaten normales Blutbild

Zusätzlich zu dieser Ernährung mit soma-artigen Enzym-Gärgetränken sind die Heilmittel und Therapien von Naturärzten und Heilpraktikern individuell abzustimmen.

Je nach Zuckergehalt und Art der Hefen beträgt der Alkoholgehalt des Gärgetränkes 0,2 bis 2,0 Vol%. Soma-artige Enzym-Gärgetränke regen die Nierentätigkeit an. Schädigende Stoffwechselprodukte und die Säuren, die den Körper belasten, werden verstärkt mit dem Urin ausgeschieden.

Wenn nicht anders angegeben, hat es sich bewährt, während einer Reinigungs- und Entgiftungskur täglich 0,5-1 Liter vom Enzym-Gärgetränk zu trinken. Danach sollte das Getränk wie jedes andere gesunde Lebensmittel in individueller Menge getrunken werden. Derartige Getränke „kennt" der Organismus. Er signalisiert die benötigte Menge. Manchmal trinke ich mehr als einen Liter täglich davon, an anderen Tagen nur ein kleines Glas oder gar nichts. Wir essen ja auch nicht jeden Tag 5 Äpfel.

Die Hefen bleiben bis zu 3 Wochen im Darm. Die Milchsäurekulturen sind bis zu zwei Wochen nachweisbar. Wer eine längere Reise unternimmt, trinkt am besten vorher eine höhere Menge. Dann brauchen im Urlaub die Gärgetränke nicht unbedingt mitgenommen zu werden.

Soma-artige Enzym-Gärgetränke sind selbst kalorienarm, sorgen aber für eine bessere Verwertung der Nahrung. Bei unveränderter Ernährung könnte es zur leichten Gewichtszunahme kommen, wenn zusätzlich diese Gärgetränke getrunken werden. Wenn dies passiert, ist es ein Zeichen einer zu kohlehydratlastigen Ernährung. Einfache Kohlehydrate sollten dann durch mehr Gemüse und eiweißreiche pflanzliche Lebensmittel (Soja, Hülsenfrüchte) ersetzt werden. Wer seine Ernährung trotzdem nicht ändern möchte, sollte die tägliche Kalorienzufuhr um 10 – 20 % senken. Untergewichtige können wieder besser Körpermasse aufbauen, wenn sie täglich 0,5 Liter der hier beschriebenen Gärgetränke trinken. Eine Ergänzung durch Käsesorten ohne Nitratzugabe, Sahne und Butter oder Ghi (auch Ghee, zerlassenes und geklärtes Butterfett) unterstützen den Aufbaueffekt. Käse regt den Appetit an. Sesamöl verringert ein wenig das Gewicht bei Fettleibigen und erhöht es bei Untergewichtigen.

Ein erfahrener Naturarzt oder Heilpraktiker wird die Wirkung der Gärgetränke durch geeignete Maßnahmen steigern. Zusätzlich kann jeder selbst durch andere Lebensmittel die gesunde Wirkung und die naturärztlichen Therapien unterstützen. Bitte sprechen Sie dies vorher mit Ihrem Naturarzt oder Heilpraktiker ab.

Bei schweren Blaseninfektionen zum Beispiel empfiehlt die bulgarische Wissenschaftlerin, Naturheilkundige und Expertin für altindische Wissenschaften, Marina Marinova, so viel wie möglich Maishaartee und bis zur Ausheilung täglich 1 Liter (bei Kindern 0,5 Liter) milchfreie soma-artige Enzym-Gärgetränke zu trinken. (Maishaar – auch Maisgriffel genannt –, Mais und ungesüßtes Popcorn sollen auch die Plaquebakterien auf den Zähnen zurückdrängen und den Zahnschmelz stärken.) Wenn diese Gärgetränke länger als 2 Tage reifen, wirken sie gegen Infektionserkrankungen der Blase wesentlich stärker (allerdings schmecken sie dann stark nach Hefe).

Auch in der Zahnarztpraxis können soma-artige Enzym-Gärgetränke (am besten milchfreie, die auch probiotische Mikroorganismen enthalten) hervorragende Dienste leisten, wenn sie zur Mundspülung eingesetzt und zusätzlich getrunken werden: Das Zahnfleisch heilt nach einer Zahnfleischbehandlung wesentlich besser; auch größere Wunden im Mund, z.B. nach einer Zahnentfernung, heilen problemlos, zusätzliche Antibiotika sind in der Regel nicht mehr nötig.

Bei Durchfällen hat sich Blaubeersaft (Waldheidelbeere) als Naturheilmittel zusammen mit soma-artigen Enzym-Gärgetränken hervorragend bewährt. Selbst chronische Durchfallerkrankungen sind so leicht wieder ins Lot zu bringen. Viele Kleinkinder, die durch langanhaltende Durchfälle sterben mussten, könnten heute noch leben. Ich kenne einen barmherzigen Krankenhausarzt, der heimlich am frühen Morgen die an Durchfall leidenden Kinder damit versorgt – mit wunderbarem Erfolg. Er riskiert dabei mehr als seinen Arbeitsplatz, denn der Chefarzt duldet nur zugelassene Arzneimittel, auch aus Angst vor rechtlichen Problemen.

In welcher „Zivilisation" leben wir eigentlich, dass die seit Tausenden von Jahren bewährten Heilkräfte der Natur in Krankenhäusern nicht mehr ohne Arzneimittelzulassung angewendet werden dürfen?

Eine Arzneimittelzulassung kostet heute eine halbe Million Euro. Die Natur hat uns diese Beeren, Kräuter und Gärgetränke kostenlos gegeben. Dass wir sie nur anwenden dürfen, wenn wir vorher ein Vermögen erwirtschaften, um die Zulassung zu bezahlen, ist die absolute Verhöhnung der Schöpfung!

Gegorene Lebensmittel mit lebenden Bifidus-, Lactobacillus- oder Saccharomyces-Kulturen stärken die körpereigene Abwehr gegen Durchfallerkrankungen.

Unbeschwert Urlaub genießen

Wer sich den Urlaub nicht durch Durchfall und ähnliche Unannehmlichkeiten verderben möchte, sollte vor und während einer Fernreise reichlich soma-artige Enzym-Gärgetränke und probiotische Mikroorganismen mit Milchsäure- und Saccharomyces-Kulturen einnehmen. Selbst wenn das nur vor der Reise unternommen wird, hält die vorbeugende Wirkung etliche Tage lang an.

Soma-artige Enzym-Gärgetränke und bioaktive Mikroorganismen vervielfachen die Wirkung von Kräutern und anderen Naturheilmitteln und vermindern gleichzeitig unerwünschte Nebenwirkungen dieser Mittel, weil sie die Entgiftung und Ausleitung fördern. Sie vereinigen praktisch die Kraft der Pflanzen mit der Kraft der Mikroorganismen. So wie es bereits im alten Ägypten mit Erfolg praktiziert wurde. Diese Erkenntnis könnte die gesamte Naturheilkunde revolutionieren!

Einige Beispiele aus der bulgarischen Naturheilkunde (laut M. Marinova):

- **Gegen Müdigkeit, Burn-Out-Syndrom** (sich fühlen wie „ausgebrannt"), wirkt aufmunternd:
  Soma-artige Enzym-Gärgetränke und Basilikumtee mit Honig

- **Gegen Müdigkeit:**
  3 Esslöffel Joghurt mit 2 Esslöffel Honig und 1 Teelöffel Rotwein vermengen und trinken

- **Gegen trägen Darm, zur Darmreinigung und bei Verstopfung, gutes Begleitmittel bei Diäten:**
  Soma-artige Enzym-Gärgetränke mit getrockneten Feigen

- **Zur Steigerung der weiblichen Fruchtbarkeit (verlängert Eisprung):**
  Joghurt oder Soma-artige Enzym-Gärgetränke mit zerdrückten Himbeeren und Himbeerblättertee

- **Um besser einschlafen zu können:**
  Joghurt oder Kefir mit Dillsamen und Dill

- **Für gesunde Haut und Augen:**
  Soma-artige Enzym-Gärgetränke mit Karottensaft und mit Vitaminen und Bioaktivstoffen angereicherter Beerensaft

- **Zur Unterstützung der Nierenreinigung:**
  Soma-artige Enzym-Gärgetränke mit saurem Joghurt, geschälten Gurken und Petersilie (die glattblättrigen, nicht die krausen); zur Entgiftung eignen sich auch Ingwertee und harntreibende Kräutertees

Die wirkungsvollsten Rezepte der bulgarischen Naturheilkunde erscheinen in diesem Verlag.

Wie hilfreich soma-artige Enzym-Gärgetränke sein können, zeigt folgendes Beispiel:

Frau Astrid L. litt an einer schwerwiegenden Hauterkrankung, die nicht eindeutig bestimmt werden konnte. Die Mundschleimhaut und die Augenlider waren vereitert, manchmal so stark, dass sie morgens die Augen kaum öffnen konnte. Nach eingehender klinischer Untersuchung wurde die Ursache festgestellt. Der Körper konnte Vitamin B 12 nicht in genügender Menge aufnehmen und der Stoffwechsel war erheblich gestört. Vitamingaben in jeglicher Form halfen nur anfänglich. Nach einigen Wochen versagten sie, selbst wenn diese hochdosiert direkt in die Blutbahn injiziert wurden. Eine vollwertige und abwechslungsreiche Ernährung kann häufig kleine Wunder bewirken, sie half in diesem Fall jedoch nicht. Nach vielen vergeblichen Therapieversuchen und Jahren der Qual wurde Frau L. als unheilbar abgestempelt und aus der Klinik entlassen.

Zufällig wurde ihr von einer Bekannten ein soma-artiges Enzym-Gärgetränk empfohlen, das diese besondere Lebensgemeinschaft von Milchsäure- und Hefekulturen enthielt. Davon trank sie täglich einen halben bis einen Liter und ernährte sich sonst wie gewohnt weiter. Bereits nach einer Woche gingen die Eiterungen zurück und die Haut normalisierte sich. Wenn sie das Gärgetränk nicht trank, verschlimmerte sich der Zustand nach wenigen Wochen wieder. Das ist übrigens zu erwarten, denn Milchsäurekulturen können sich maximal zwei Wochen im Darm halten. Danach müssen sie erneut zugeführt werden. Heute ist ihre Haut vollständig regeneriert.

Das Gärgetränk enthält übrigens viel weniger Vitamin B 12 als die hochdosierten Vitaminpräparate, die Frau L. zugeführt bekam. Es konnte trotzdem den Vitaminmangel besser ausgleichen und den Körper wieder ins Gleichgewicht bringen.

Entscheidend ist nicht allein die Menge der Vitamine in einem Produkt, sondern vielmehr unsere Fähigkeit, diese überhaupt aufnehmen und verwerten zu können.

An diesem Beispiel ist gut zu erkennen, dass eine als „unheilbar“ eingestufte „Erkrankung“ in Wirklichkeit ein Ernährungsdefizit als Folge einer geschädigten Darmflora und eines gestörten Stoffwechsels sein kann. Die Erfolge mit soma-artigen Gärgetränken haben schon so manchen Arzt in Erstaunen versetzt. Ein Dauerkonsum derartiger Gärprodukte ist völlig natürlich und gesund. Medikamente dagegen greifen gezielt in Körperfunktionen ein; eine längerfristige Einnahme darf nur nach Anweisungen des Arztes erfolgen.

Frisch angesetzt oder fertig gekauft?

Alle Gärprodukte, die fertig verpackt gekauft werden, sind lebensmittelchemisch überwacht und weisen eine gleichbleibende Qualität auf. Sie haben aus naturgegebenen Gründen jedoch einen Nachteil: Mikroorganismen sind wie kleinste Ur-Pflänzchen und verhalten sich auch so; vergleichbar etwa mit frisch ausgesäter Kresse oder Getreidekörnern, die in einem Keimgerät austreiben. Sobald die Kressepflänzchen oder die Keime gewachsen sind, sollten sie möglichst frisch verzehrt werden. Jede weitere Lagerung vermindert die Lebendigkeit, bis die Pflänzchen schließlich sterben. Dann beginnt die Zersetzung, was einen Vitamin- und Enzymverlust bedeutet.

Ähnlich ist es bei den Mikroorganismen. Wenn diese in eine Nährlösung (Zucker, Milch etc.) kommen, vermehren sie sich in wenigen Tagen stark. Milchsäurekulturen erzeugen dabei unter anderem organische Säuren und natürliche Probiotika; Hefen produzieren Vitalstoffe und Alkohol. Werden die Säure- oder Alkoholmengen größer und gehen die Nährsubstanzen zur Neige, so wirkt sich dies auf die Mikroorganismen hemmend aus. Ihre Vermehrung kommt zum Stillstand, bis sie schließlich absterben. Molkereien rechnen von der Produktion bis zum Konsum mit einer Einbuße lebender Mikroorganismen von etwa 99 %. Das bedeutet, nur ein winziger Bruchteil bleibt am Leben.

Eine direkte, aktive Unterstützung der Darmflora erfordert jedoch eine große Menge lebender Kulturen in der Nahrung, einen genügend hohen Milchsäuregehalt und eine hohe Enzymaktivität. Besser wäre es daher, sich seinen Joghurt oder sein Gärgetränk selbst frisch herzustellen. Das ergibt auch einen hohen Gehalt an aktiven Enzymen und organischen Säuren, erfordert jedoch Zeit und einige Arbeitsgeräte: Gläser sterilisieren, Milch erhitzen, abkühlen lassen, Kulturen zusetzen und mehrere Stunden bei einer bestimmten Temperatur im „Joghurtbereiter“ reifen lassen.

Selbst zubereitete Gärprodukte sind besonders reich an lebenden Mikroorganismen und aktiven Enzymen.

Joghurtkulturen zum Selbstansetzen gibt es beispielsweise in Reformhäusern, Bioläden oder über spezialisierte Versandhändler. Sie enthalten neben den üblichen Joghurtkulturen oder probiotischen Mikroorganismen hauptsächlich eine Starterkultur (Streptococcus thermophilus), die nicht zu den natürlichen Darmbewohnern gehört. Sie vereinfacht die Herstellung und bildet kleine Mengen Acetaldehyd, die den typischen Joghurtgeschmack bewirken. In einem so hergestellten Joghurt ist der Anteil an lebenden Bifiduskulturen gegenüber den übrigen Mikroorganismen allerdings gering.

Einfacher geht es mit Wasserkefir und dem Teepilz Kombucha. Einfach Zuckerwasser ansetzen, etwas Rosinen oder Tee dazugeben und den bereits entwickelten Wasserkefir- oder Teepilz hineingeben. Nach einigen Tagen ist ein aktives Gärgetränk herangereift, reich an Vitaminen und Enzymen.

Das Ganze hat nur einen kleinen Haken: Durch die Weitergabe von Haus zu Haus gibt es keine kontrollierte Qualität. Nicht alle angebotenen Pilze weisen die ursprüngliche Zusammensetzung auf. Eine Überprüfung ist kaum möglich, denn die genaue Auflistung der enthaltenen Mikroorganismen fehlt häufig. Zu denken geben sollte dabei eine Untersuchung, die 1994 an der Universität Gießen durchgeführt wurde. Im Rahmen einer Diplomarbeit von S. Fromme wurden Teepilze auf den Befall von schädlichen Hefen untersucht.[11] 34 verschiedene Proben aus Privathaushalten wurden analysiert. Es zeigte sich nicht nur, dass diese unterschiedlich zusammengesetzt waren, neben den normalen Stammkulturen fanden sich in etlichen Proben auch Verunreinigungen durch artfremde Hefen. In zwei Proben wurde der gesundheitsschädliche Hefepilz Candida albicans gefunden. Ein Teepilz war so stark mit Schimmelpilz befallen, dass eine Bestimmung der anderen Kulturen unmöglich war. Alle Einsender hatten sich an die Herstellanleitung gehalten und angeblich hygienisch gearbeitet. Schimmelpilze sind leicht zu erkennen, sodass der befallene Teepilz in der Regel rechtzeitig weggeworfen wird. Problematischer ist der Befall mit dem pathogenen Pilz Candida albicans. Er kann schwere Erkrankungen auslösen, insbesondere bei Personen mit geschwächtem Immunsystem. Für Laien ist er nicht zu erkennen und lässt sich auch nicht durch Spülen und Säubern des Pilzes auswaschen, wie oft behauptet.

Wer jedoch Pilze aus zuverlässiger Quelle verwendet, hygienisch arbeitet und die Herstellanleitung sorgfältig einhält, hat im Allgemeinen nichts zu befürchten. Übrigens enthalten weder Teepilz noch Wasserkefir wichtige probiotische Kulturen wie Bifidus und Lactobacillus acidophilus.

Diese sollten zusätzlich auf anderem Wege aufgenommen werden, um das Gleichgewicht der Darmflora besser zu unterstützen. Die Wirkung dieser Milchsäurekulturen schildere ich in einem Extrakapitel.

Neuerdings gibt es Wasserkefir-Ferment auch in Reformhäusern zu kaufen. Auch ein soma-artiges Enzym-Gärgetränk (Veela) mit allen wichtigen Mikroorganismen aus Kombucha, Kefir und mehreren probiotischen Milchsäurekulturen ist über Internet und über Gesundheitsberater zu beziehen. Mit beiden Produkten gelingt die frische Zubereitung besonders einfach und sicher.

So steigern Sie die biologische Kraft um 20 %

Messungen von Dr. H. Gorre (Sonara Institut, Ubstadt-Weiher) ergaben, dass die biologische Qualität frisch zubereiteter Gärprodukte um 20 % gesteigert wird, wenn sie in Braunglas oder Tontöpfen vergoren werden. Das leuchtet ein, denn im Darm ist es ja auch braun. Blau- oder Grünglas wirken hier nicht so gut.

Bioaktive Mikroorganismen stärken Gesundheit und Abwehrkraft

Bioaktive Mikroorganismen sind nicht nur eine wichtige Stütze des Immunsystems, sondern gehören von Natur aus zur menschlichen Ernährung. Sie gehören zur vollwertigen Ernährung genauso wie Obst und Gemüse. Das ganze Ökosystem Mensch ist auf gesunde Mikroorganismen und Gärprodukte eingestellt: Seit Urzeiten hat der Mensch riesige Mengen gesunder Mikroorganismen über frisches Obst, Salate und Kräuter, milchsauer vergorene Lebensmittel, Hefegärgetränke und soma-artige Enzym-Gärgetränke als täglichen Bestandteil seiner Ernährung geschätzt. Heute sind derartige im wahrsten Sinne des Wortes Lebensmittel selten geworden. Um die Gesundheit des Menschen zu stärken, brauchen wir eine Ernährungsrevolution. Statt der Wissenschaft der Erkrankungen brauchen wir die Wissenschaft der Gesundheit!

Eine Revolution der Vollwert-Ernährungslehren

Die bioaktiven Mikroorganismen leisten nicht nur viel für die Gesundheit, sie sind auch hundertprozentig natürlich. Allein aus diesen Gründen müßten gerade die Fürsprecher einer vollwertigen und naturbelassenen Ernährung den Gärprodukten bzw. den bioaktiven Milchsäure- und Hefekulturen einen hohen Stellenwert einräumen. Das ist bisher jedoch selten der Fall. Viele Vorurteile halten sich hartnäckig, obwohl sie durch neue Erkenntnisse längst widerlegt sind. Sie entstanden in den Anfangszeiten der Ernährungslehren, in denen noch niemand etwas von der grundlegenden Bedeutung der Mikroorganismen für das Leben ahnte.

Mit der Verbreitung großindustrieller Lebensmittelproduktion entstand zu Beginn dieses Jahrhunderts eine Fülle von neuen chemisch verarbeiteten Nahrungsmitteln. Immer mehr Lebensmittel wurden nicht frisch, sondern konserviert angeboten. Als Folge traten so genannte Zivilisationskrankheiten auf, die wiederum eine wichtige Gegenströmung auslösten – die Vollwertbewegung.

Das Motto der Vollwertlehre ist: *„Lasst unsere Nahrung so natürlich wie möglich."* Eine weise Forderung, denn der Mensch ist als natürliches Wesen auf eine natürliche Ernährung eingestellt.

Die Vollwertlehre hat nur eine Schwachstelle: Was natürlich ist und was nicht, wurde zu einer Zeit festgelegt, als die wahre Rolle der bioaktiven Mikroorganismen unbekannt war. Mikroorganismen kannte man damals hauptsächlich nur als Fäulnisverursacher und Krankheitserreger. Die von Milchsäure-Bakterien erzeugte Milchsäure bewertete man lediglich als Abfallprodukt des Stoffwechsels. Der Vater der Vollwertbewegung, Prof. W. Kollath (1892 - 1970), erkannte den grundsätzlichen Unterschied zwischen „lebender" und „toter" Nahrung.[12] Er ordnete alle Nahrungsmittel in sechs Werte-Stufen ein, von unveränderten, ursprünglichen ***Leben**smitteln* in der ersten Spalte bis zu präparierten „toten" ***Nahrung**smitteln* in der letzten Spalte. Gärprodukte stufte er als „fermentativ veränderte Lebensmittel" ein und beurteilte sie gesundheitlich schlechter als Obst und rohes Gemüse. Er glaubte, dass Gärprodukte erst lange nach dem Beginn des Getreideanbaus aufkamen und deshalb nicht zur „primitiven Urkost" des Menschen gehörten. Ein Irrtum mit weitreichenden Folgen, der an das Märchen vom Spinat erinnert:

Lasst unsere Nahrung so natürlich wie möglich.

Ein angesehenes Forschungslabor untersuchte vor einigen Jahrzehnten erstmals den Spurenelementegehalt von Lebensmitteln. Ein falsch gesetztes Komma im Messprotokoll ergab einen zehnfach erhöhten Eisenwert für Spinat. Dieser vermeintlich hohe Gehalt ging als Sensation durch die Presse. In vielen Ernährungsbüchern wurde daraufhin Spinat empfohlen. Die bekannte Comicfigur Popeye der Seemann bekommt durch Spinat sogar übernatürliche Kräfte. Obwohl schon seit langem bekannt ist, dass Spinat in Wirklichkeit nicht besonders viel Eisen enthält und der Fehler im Protokoll längst zugegeben wurde, glauben etliche noch an dessen hohe Wertigkeit. Nach wie vor ist Spinat in Kühltruhen der Supermärkte weit verbreitet, während Mangold und Fenchel mit gleichwertigem Eisengehalt weniger angeboten werden. Dabei ist gerade Fenchel supergesund, enthält viele Vitamine und wirkt wie Anis, Ingwer, Kardamom und Kümmel blähungshemmend und verdauungsfördernd. Sie wirken sich sehr günstig auf die Darmflora und die Gärprozesse im Darm aus. Unsere Vorfahren wussten noch genau, warum sie blähungstreibende Lebensmittel, wie z.B. Kohl und Sauerkraut, mit Kümmel kombinierten.

Anis, Fenchel, Ingwer, Kardamom (Eletteria cardamomum) und Kümmel beugen Blähungen und Völlegefühl vor und sollten viel häufiger als Gewürz verwendet werden.

Kollaths Behauptung, Gärung und Gärprodukte wären eine relativ neue Erfindung des Menschen und deshalb weniger natürlich als Obst, geistert auch heute immer noch durch die Vollwertlehren. Deshalb ist es angebracht, diesen Irrtum zu berichtigen:

➢ Die ursprünglichste Nahrung von Mensch und Tier ist die Muttermilch. Sie enthält bereits Bifidusbakterien, die im Darm des Säuglings eine Gärung einleiten und damit die bessere Verdauung der Milch fördern.

➢ Der gesamte Verdauungstrakt des Menschen ist bildlich dargestellt eine „Kette von Gärbottichen". Bereits im Mund wird die Stärke der Nahrung durch den Speichel aufgespalten und beginnt durch die Mikroorganismen im Mund und auf der Nahrung zu gären. Affenmütter kauen den Nahrungsbrei für ihre Babys vor, weil er angegoren gesund und besser verdaulich ist.

➢ Die Wiege der Menschheit liegt in warmen Erdregionen. Die Nahrung bestand damals hauptsächlich aus Früchten, Wurzeln und

Wildkräutern und war mit Hefen, Milchsäure- und anderen Bakterien bedeckt. Bei dem Verzehr einer so zusammengesetzten Nahrung ist der Speisebrei bereits vergoren und reich an gesunden Mikroorganismen, bevor er den Dickdarm erreicht. Leider trifft dies auf heutige Lebensmittel kaum noch zu.

➢ Kühlschränke gibt es erst seit wenigen Jahrzehnten. Deshalb tranken alle Völker, die Tierhaltung betrieben, meist gegorene Milch, die reich an Milchsäure und Milchsäurekulturen war und häufig auch Hefen und einige andere Bakterien enthielt.

➢ Gärgetränke gab es schon, lange bevor der Mensch Getreide anbaute. Dr. A. Maurizio schrieb bereits 1933 in seinem Buch „Geschichte der gegorenen Getränke“: „Unsere Bienen- und Met-Freundschaft hat ein ehrwürdiges Alter, sie liegt jenseits aller erkennbaren Völker und Rassen, geht zurück auf die Zeit des Übergangs zu den festen Wohnsitzen, auf die Anfänge der Hackwirtschaft.“[13]

Unsere Urahnen tranken also bereits in der Alt-Steinzeit vor 200.000 Jahren das Gärgetränk Met! Sie stellten es her, indem sie Wildhonig sammelten und in Steinmulden oder Fruchtschalen gären ließen.

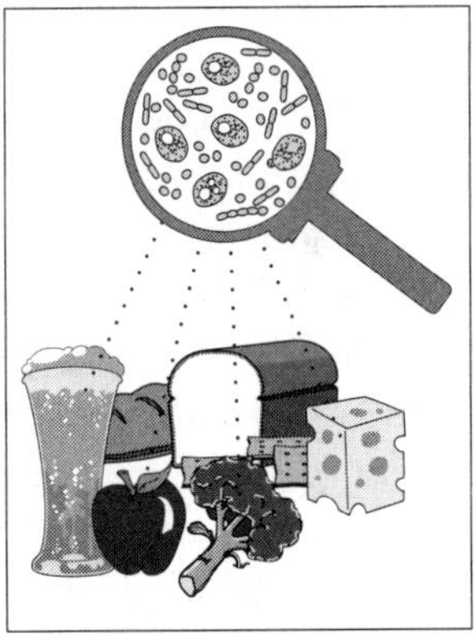

Gegorene Lebensmittel sind seit Urzeiten Bestandteil der menschlichen Ernährung.

Durch die Wirren des Zweiten Weltkrieges drangen die Erkenntnisse Maurizios bisher nicht zu den Vollwertpropheten durch. Der Vollwertpionier Prof. W. Kollath konnte noch nicht die Rolle der bioaktiven Mikroorganismen erkennen. Und auch der Naturphilosoph und Pionier der Demeterbewegung, Dr. Rudolf Steiner, machte die Gesundheitsgeheimnisse des Mineral- und Pflanzenreiches zum Kernpunkt seiner Ernährungslehre (obwohl ich seine Texte so interpretiere, dass er die Erweiterung seiner

Lehre um das Reich der Mikroorganismen vorausgesagt hat). Nach den heutigen Erkenntnissen wissen wir, dass zwischen dem Mineral- und Pflanzenreich das große Reich der Mikroorganismen liegt. Sie sind der eigentliche „Lebensschlüssel" der Natur. Im Boden verwandeln sie anorganische Mineralien in organische Mineralien, als Nahrung für die Pflanzen, die wiederum uns ernähren. Im menschlichen Organismus sorgen sie für das gesunde Gleichgewicht zwischen aufbauenden und abbauenden Mikroorganismen.

Die Revolution der Vollwert-Ernährungslehren unter Einbeziehung der gegorenen Getränke steht uns zum Segen der Menschheit also noch bevor.

Auf diese Revolution brauchen wir nicht länger zu warten. Wir können schon jetzt lebende Milchsäure- und Hefegärprodukte wieder zum täglichen Bestandteil unserer Ernährung machen. Eine ausgewogene vollwertige Ernährung – das ist gut, aber nicht ausreichend, wenn die Mikroorganismen unberücksichtigt bleiben.

Bestätigung durch Wissenschaft und Erfahrungsmedizin

Kann die moderne Wissenschaft meine Aussagen bestätigen? Ich habe jemanden gefragt, der es wissen muß:

Der Leiter des Instituts für Gärungsgewerbe und Biotechnologie in Berlin, Prof. U. Stahl, beurteilt die Bedeutung gesunder Mikroorganismen folgendermaßen:

„Die tägliche Zufuhr von geeigneten Mikroorganismen zur Gesunderhaltung ist heute wichtiger denn je. Ausgesuchte Lactobacillen-, Bifidusbakterien- und Saccharomycesstämme wirken im positiven Sinne regulativ auf das ökologische Gleichgewicht im Darm ein. Sie sind geeignet, sich in die vorherrschende Symbiose einzufügen und eine Schutzbarriere gegen potentielle Krankheitserreger zu bilden. Sie stimulieren das Immunsystem, liefern essentielle Vitalstoffe und unterstützen die Verdauung. Diese Organismen sollten in lebender Form regelmäßig aufgenommen werden.

Seit Urzeiten hat der Mensch große Mengen an milchsauer vergorenen Lebensmitteln und mit Hilfe von Hefen hergestellte Nahrungsmittel wie Brot, Bier, Wein und Sauerkraut zu sich genommen. Lactobacillen und Hefen gehören von Natur aus zur vollwertigen Ernährung und sind Lebensmittel im wahrsten Sinne des Wortes."

Ab 1915 untersuchte der britische Regierungsarzt Robert Mc Carrison den Gesundheitsstand der indischen Bevölkerung. Durch die verschiedenen Volksgruppen Indiens mit völlig unterschiedlichen Ernährungsgewohnheiten war es möglich, einen Zusammenhang zwischen Ernährung, Gesundheit und sozialem Verhalten zu erkennen. Das Ergebnis war eindeutig: Die indischen Völkergruppen, die regelmäßig sowohl grüne Blattsalate bzw. grüne Kräuter und unpasteurisierte Milch (also angegorene Milch mit Milchsäurekulturen) verzehrten, hatten die stärkste Gesundheit, die größte Lebenserwartung und das beste Sozialverhalten. Mc Carrison führte anschließend umfangreiche Ernährungsversuche mit Ratten durch und kam zum gleichen Ergebnis. Fehlte nur eine dieser beiden Komponenten, verschlechterten sich die Gesundheit, Stärke und Ausdauer deutlich. Das leuchtet auch in Hinblick auf das Immunsystem ein. Milchsäurekulturen aus der Milch und die Folsäure aus den grünen Blattsalaten stärken es. Heute ist ein Folsäuremangel weit verbreitet. Dieser Mangel kann das Immunsystem und damit die Abwehrkraft erheblich schwächen. Deshalb ist es so wichtig, mit zwei Hebeln anzusetzen, um die Gesundheit zu stärken: Mit Gärgetränken und mit pflanzlichen Vitaminen, Bioaktivstoffen und Spurenelementen.

Die wenigen Mediziner, die konsequent Gärprodukte in ihren Behandlungsplan mit einbeziehen, kommen überwiegend ebenfalls zu einem positiven Urteil. Einer der eifrigsten Vorkämpfer für Milchsäure-Gärprodukte ist der deutsche Arzt Dr. J. Kuhl. Er schrieb bereits vor zwanzig Jahren in seinem Buch „Eine erfolgreiche Arznei- und Ernährungsbehandlung gut- und bösartiger Geschwülste" zu Milchsäure-Gärprodukten: „*Überall auf der Welt, wo sich Völker eines ausgezeichneten Gesundheitszustandes erfreuen und wo ein hohes Alter erreicht wird, finden wir Milchsäuregärungsprodukte. Ohne sie gibt es kein Freisein von chronischen Krankheiten. Der Gesundheitszustand naturnah lebender Völker mit und ohne Milchsäure-Gärungsprodukten beweist es uns. Die naturnahe, unzerstörte Nahrung allein reicht nicht aus, die Naturvölker vor chronischen Krankheiten zu schützen.“*[14]

Kuhl verordnete seinen Krebspatienten therapiebegleitend eine Ernährung mit hohem Anteil an Milchsäure-Gärprodukten. Er berichtet in seinen Veröffentlichungen von sehr guten Erfolgen. In der etablierten Medizin ist jedoch der Einsatz von Milchsäure bei Krebs sehr umstritten, weil gerade bei Krebserkrankungen vermehrt Milchsäure von den Zellen gebildet wird. Kuhl hingegen verweist auf das aus der Homöopathie bekannte isopathische Prinzip „Gleiches mit Gleichem“ zu heilen. Die über milchsauer vergorene Lebensmittel zugeführte (L) + -Milchsäure hilft, wie bereits dargestellt, die erkrankte Zelle aus dem gestörten Stoffwechsel wieder in den Normalzustand zu bringen. Das zeigen die praktischen therapeutischen Erfahrungen. Der Brottrunkpionier Kanne berichtet ebenfalls von sehr guten Studienergebnissen zu diesem Thema. Niemand kann behaupten, dass Milchsäure-Gärprodukte Krebs heilen. Es ist aber wie bei allen schwerwiegenden Erkrankungen unbedingt nötig, das Immunsystem während der Heilungsphase besonders gut zu stärken und die Entgiftung des Körpers über die Nieren zu fördern. Dafür sind gegorene Lebensmittel ideal geeignet. Besonders blutreinigend wirken die soma-artigen Enzym-Gärgetränke und milchsauer vergorener Rote Bete-Saft. Rote Bete wirkt zudem durch den hohen Gehalt an Bioaktivstoffen stark antitumoral. Rote Bete und Topinambur können vermutlich die linksdrehende Milchsäure im Darm etwas abpuffern. Wichtig ist auch, darauf zu achten, dass die gegorenen Lebensmittel einen möglichst hohen Anteil an rechtsdrehender und wenig von der schwer verdaulichen linksdrehenden Milchsäure enthalten. Da Brottrunk relativ viel linksdrehende Milchsäure enthält, ist es ratsam, dies entweder durch geeignete andere Gärprodukte auszugleichen oder Brottrunk ganz zu ersetzen. Der Krebstherapeut, Dr. C. Moermann, rät aus den

Die naturnahe, unzerstörte Nahrung allein reicht als Schutz vor chronischen Krankheiten nicht aus.

gleichen Gründen, auf normalen Joghurt und Kefir während der Krebstherapie ganz zu verzichten. Die erste Wahl zur Unterstützung der Krebstherapie und bei allen schwerwiegenden Erkrankungen, die ein starkes Immunsystem erfordern, sind milchfreie soma-artige Gärgetränke (wie beschrieben), ***zusätzlich*** milchsaure Gärgetränke mit hohem Anteil an rechtsdrehender Milchsäure und ***dazu noch*** Präparate oder Produkte mit probiotischen Milchsäurekulturen. Die Wirkung von Kräutern wie auch von orthomolekularen Substanzen (gezielte Zufuhr von Vitalstoffen) wird verstärkt und gleichzeitig deren Verträglichkeit erhöht. Nicht umsonst wurden, wie berichtet, im alten Ägypten alle Heilmittel mit Hilfe von Mikroorganismen hergestellt.

Gesundheit bedeutet Gleichgewicht

Manche Ernährungswissenschaftler behaupten leider immer noch: *„Wer sich vollwertig und abwechslungsreich ernährt, kann auf Gärprodukte und bioaktive Mikroorganismen verzichten."*

Wie bereits geschildert, ist das Ökosystem Darm auf die tägliche Zufuhr von gegorenen Lebensmitteln eingestellt. Sie schaffen zusammen mit einer artgerechten Ernährung ein Gleichgewicht zwischen aufbauenden und abbauenden Mikroorganismen. Solange die aufbauenden Mikroorganismen (wie Milchsäure-Bakterien und Lebensmittelhefen) die Oberhand behalten, sind wir gesund. Wenn die abbauenden und parasitären Bakterien, Viren und Pilze siegen, werden wir krank.

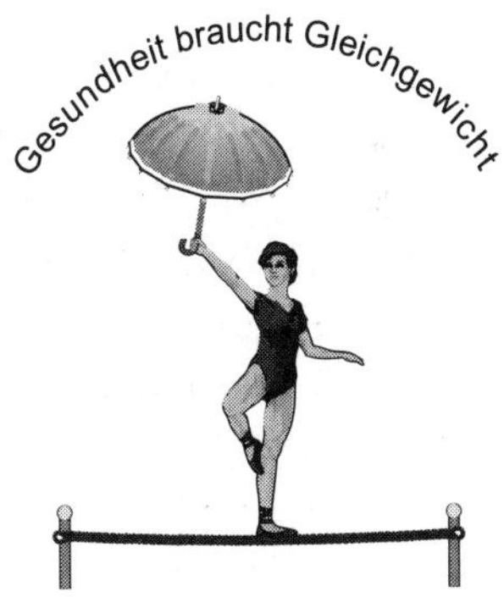

Über den Verzehr von Gärprodukten können wir direkt den aufbauenden Mikroorganismen die Vorherrschaft sichern. Dieses Prinzip ist nicht auf den Darm beschränkt, sondern gilt für den ganzen Körper.

Die Vorstellung, Mikroorganismen kämen nur im Mund und Darm vor, ist überholt. Sie sind im Körper allgegenwärtig. Ein Forschungsprojekt der Carstens-Stiftung, durchgeführt von Frau Iris Oetjens an der Kinderklinik der Universität Rostock, bewies, dass innerhalb von 12 Stunden 10% der über die Nahrung aufgenommenen Lactobacillen über den Atem oder den Urin ausgeschieden werden. Sie durchströmen also den gesamten Körper und entfalten dabei ihre positive Wirkung nicht nur im Darm. So wird verständlich, dass in Russland die Lungenerkrankung TBC durch Trinken von Kefir geheilt wurde.

Der Körper wird also einerseits von den positiven, aufbauenden Mikroorganismen und andererseits mehr oder weniger stark auch von den abbauenden Mikroorganismen durchflutet. Schon 1916 erkannte der Berliner Zoologe und Mikrobiologe G. Enderlein, dass dieses Wechselspiel verschiedener Mikroorganismen im gesamten Körper eine große Rolle spielt. Bei einigen Erkrankungen konnte mittlerweile auch von der etablierten Wissenschaft nachgewiesen werden, dass hier schädigende (abbauende) Mikroorganismen beteiligt sind. Damit dieser wichtige Gedanke verständlicher wird, erkläre ich dies an einem Beispiel. Auch wenn dafür der endgültige wissenschaftliche Beweis noch aussteht, so häufen sich die Beweise für diese wahrscheinlichen Abläufe.

Herzinfarkt durch Keime?

Der Herzinfarkt hat seine Hauptursache in der Verengung der Arterien, bedingt durch industriell verfremdete Nahrungsmittel. Die Selbstheilungskräfte des Körpers wirken dem auf zweierlei Weise entgegen. Die erste Art ist die heilsamste: Durch bestimmte Inhaltsstoffe von Lebensmitteln und durch körpereigene Substanzen wird der Abtransport der Ablagerungen in den Arterien gefördert (z.B. Omega-3-Fettsäuren aus Seefisch oder Pflanzenöl, Lecithin, die vitaminähnlichen Wirkstoffe aus soma-artigen Gärgetränken (u.a. Polysaccharide und Fettsäuren) und das im menschlichen Körper selber gebildete Cholesterin); Antioxidantien (u.a. Vitamine, pflanzliche Bioaktivstoffe) wiederum hindern die weitere Entstehung dieser Ablagerungen, indem sie der Cholesterinoxidation entgegenwirken. Diese Art der Selbstheilung ist nur dann auf Dauer erfolgreich, wenn der Mensch sich fortan gesund ernährt, damit weitere Ablagerungen gar nicht erst entstehen. In diesem Fall bleibt der Mensch gesund.

Wenn dieser Weg der Selbstheilung vom Menschen nicht durch geeignete gesunde Lebensmittel unterstützt wird, setzt irgendwann die zweite, problematische Art der „Selbstheilung" ein. Es ist eigentlich keine Heilung, denn die Ursachen werden ja nicht behoben. Vielmehr ist es eine Verminderung der Störfaktoren mit Hilfe fremder Kräfte, nach dem Motto „wer nicht hören will, muss fühlen": Abbauende Bakterien, u.a. die so genannten Chlamydien, beginnen nun, diese Ablagerungen abzubauen.

Viele Krankheitserreger oder schädliche Bakterien sind eigentlich nur Müllbeseitiger. Sie leben von den Ablagerungen im menschlichen Körper, die dort notgedrungen deponiert wurden. Mit genügend gesundem Wasser, bioaktiven Mikroorganismen, naturbelassenen pflanzlichen Fetten und Lebensmitteln, die Niere und Leber unterstützen, könnte der Körper diese Schadstoffe selbst über die Haut, den Stuhl, die Leber und die Niere abbauen oder ausleiten. Frauen können den Abfall auch über die Monatsblutung teilweise entsorgen. Deshalb kommt es bei Fehlernährung häufig erst nach den Wechseljahren zu einem gesundheitlichen Zusammenbruch, weil dann diese Entgiftungsmöglichkeit versiegt. Der Körper entgiftet auch über den Schweiß der Achseln. Werden dann auch noch schweißunterdrückende, antibiotische Deodorants verwendet, wird auch diese Entgiftungsmöglichkeit behindert. Besonders kritisch sehe ich aluminiumhaltige Deodorants. Die Aluminiumsilikate derartiger Produkte (daraus besteht der natürliche und deshalb so harmlos erscheinende „Deokristall") werden auch zum Blutstillen und Ledergerben benutzt. Sie denaturieren das Eiweiß der Haut, es verklumpt und kleine Blutungen kommen so zum Stillstand. Aber eben nicht nur die Blutungen, auch die Entgiftungsmöglichkeit wird durch verklumpte denaturierte Haut gebremst. Dafür kleben sich gesundheitsorientierte Menschen dann teure Entgiftungspflaster auf die Fußsohlen, um einen kleinen Ausgleich zu schaffen. So entsteht durch Fehlverhalten eine lukrative Industrie. Über lehmige

Böden barfuß laufen wäre mindestens genauso effektiv, kostet nichts und aktiviert auch noch Stoffwechsel und Kreislauf. Mit all diesen Naturheilmethoden kann jedoch niemand ein Geschäft machen. Deshalb werden sie weder beworben noch werden deren positive Wirkungen durch Studien untermauert. Auch in den Schulen und Universitäten wird das Naturheilkunde-Erbe unserer Vorfahren übergangen und Prävention steht nicht in den Lehrplänen. Ein durchschnittlich begabter Schüler kann von den Hunderten an Heilpflanzen, die oft direkt vor der Haustür wachsen, bestenfalls Brennnessel und Löwenzahn identifizieren. Kenntnisse über deren Nutzwert liegen überhaupt nicht mehr vor. Aus Gleichgültigkeit, Gier und Profitdenken wird seit Jahrhunderten das uralte Heilwissen zerstört. In den Schulen wird der Mensch von der Natur entfremdet. Die Universitäten gleichen Betonbunkern, und so starr und menschenverachtend wie diese Wände halten sich überholte Medizin- und Ernährungslehren. Es wird endlich Zeit zum Umdenken und Handeln, damit der Mensch die Naturkräfte wieder entdeckt, die Selbstheilung seines Körpers fördert und so schädlichen Keimen den Nährboden nimmt.

Der notgedrungene Abbau der Ablagerungen in den Arterien durch Chlamydien ist eine riskante Sache, denn Chlamydien erzeugen sehr toxische Substanzen. Dadurch kann es zu Entzündungen der Arterienwände kommen, sie schwellen an und verengen den verbleibenden Arterienkanal für den Blutstrom noch weiter. Starker Stress kann nun das Zünglein an der Waage sein, die Arterien ganz verschließen und so einen Herzinfarkt auslösen. Erschwerend kommt dazu, dass faule Zähne den Körper regelrecht mit Chlamydien überfluten. Deshalb ist es so wichtig, gleichzeitig die ***Selbstvergiftung aus dem Mund*** zu beseitigen. In der Zahnmedizin wird heute offiziell angenommen, dass mindestens 20% aller Herzinfarkte von faulen Zähnen ausgelöst werden. An Herz- und Kreislauferkrankungen wirken diese Fäulnisnester im Mund fleißig mit.

Selbstvergiftung aus dem Mund

Im Mittelalter starben viele Menschen schon mit 30 bis 35 Jahren. Die Schulmedizin schreibt sich den Verdienst um die Erreichung einer höheren Lebenserwartung in heutiger Zeit gerne auf die eigenen Fahnen. Weit gefehlt – eher müssten wir den Zahnärzten dankbar sein. Die geringe Lebenserwartung in den letzten zweitausend Jahren ist zu einem großen Teil auf die Selbstvergiftung aus den Zahnherden zurückzuführen. Das haben auch Ausgrabungen bewiesen. Selbst einige der mächtigsten Pharaonen des alten Ägyptens wurden schon in jungen Jahren von allerkleinsten Bakterien besiegt. In älteren Büchern findet man häufig Abbildungen von schmerzverzerrten Gesichtern, die auf Grund eines faulen Zahnes mit einer Binde um den Kopf herumliefen (z.B. in den Büchern von Wilhelm Busch). Heute sind solche Zustände auf Grund der gesteigerten Zahnhygiene zum Glück äußerst selten.

Auch kleine Bakterienherde an den Zahnwurzeln, die vielleicht noch gar keine Schmerzen bereiten, sind Quelle einer ständigen Selbstvergiftung. Ein besonderes Risiko stellen tote Zähne dar. Regelmäßiger Zahnarztbesuch schützt also das Herz. Vermutlich liegt in dieser ständigen Selbstvergiftung eine Hauptursache für allergische Reaktionen. Das Immunsystem ist bei vielen Menschen heute einfach überfordert. Ich habe schon viele Fälle beobachten können, wo Allergiker, nur indem sie Zahnherde oder nicht vollständig ausgeheilte Infektionserkrankungen durch ärztliche Maßnahmen sanieren ließen und anschließend eine Trinkkur mit bioaktiven Enzym-Gärgetränken durchführten, danach schlagartig keine allergischen Reaktionen mehr zeigten.

Dieses Beispiel zeigt, wie wichtig es ist, das Gleichgewicht der Mikroorganismen im Körper im gesunden Bereich zu halten. Es genügt jedoch nicht, auf der einen Seite die Abwehrkraft zu stärken, wenn auf der anderen Seite auch die Selbstvergiftung fortschreitet! Das wäre so, als wenn Sie auf beide Waagschalen, links und rechts, immer mehr Gewichte packen würden. Irgendwann bricht der Waagbalken. Das Brechen des Waagbalkens unserer Körperfunktionen nennen Mediziner akute Erkrankung; das Ungleichgewicht nennen sie chronische Erkrankung.

Es zeigt auch, dass es nicht die Krankheitserreger allein sind, die uns krank machen. Sie können erst dann gefährlich werden, wenn das Milieu dafür geschaffen wird, wie am Beispiel der Chlamydien dargestellt (das Milieu sind hier die Ablagerungen in den Arterien).

„Das Milieu ist alles, das Bakterium nichts.“ Zu dieser Erkenntnis kam bereits der berühmte Chemiker und Biologe Prof. L. Pasteur (1822-1895), nachdem er sich sein ganzes Leben lang vorwiegend der Bekämpfung der Erreger gewidmet hatte.

Was für die Arterien gilt, ist auch für das Gleichgewicht im Darm zutreffend.

Grundsätzlich kann man die Bewohner der Darmflora in drei Gruppen einteilen:

1. Die aufbauenden, „positiven“ Mikroorganismen, die Symbionten – sie sind am häufigsten vertreten und leben mit dem Menschen zum gegenseitigen Nutzen zusammen.
   Zu dieser Gruppe gehören Bifidobakterien, Eubakterien, Lactobacillen und nach neuesten Erkenntnissen auch Saccharomyces-Hefen. Diese Hefen siedeln sich jedoch nicht in der Darmflora an, sondern müssen über die Nahrung zugeführt werden.

2. Die „neutrale Mitte“, Mikroorganismen, die sowohl „negative“ als auch „positive“ Eigenschaften aufweisen. Zu ihnen gehören Bacteroiden, Streptococcen, Escherischia Coli und Enterococcen.

3. Die abbauenden, „negativen“ Mikroorganismen und Parasiten – sie trainieren das Immunsystem und schaden dem Menschen erst, wenn sie Überhand gewinnen.

Bei gesunden Menschen werden die Parasiten von den Symbionten in Schach gehalten. Dieses Gleichgewicht ist, wie gesagt, die Voraussetzung für einen gesunden Darm. Jeden Tag wird erneut um das Kräfteverhältnis gerungen und ich habe ausführlich geschildert, wie Sie dieses Gleichgewicht zu Ihren Gunsten verändern können.

Die abbauenden Mikroorganismen dienen indirekt auch der Gesundheit. Durch den ständigen Angriff schädlicher Keime hat sich im Laufe der Evolution ein wirksames Abwehrsystem entwickelt. Es besteht aus dem Schutzwall gesunder Mikroorganismen und dem körpereigenen Immunsystem. Dieses Abwehrsystem steht in seiner Komplexität dem menschlichen Gehirn in nichts nach.

Durch den Kontakt mit schädlichen Bakterien entwickelt sich das Immunsystem ständig weiter. Von absolut keimfrei aufgezogenen Tieren weiß man, dass diese in einer normalen Umwelt nach wenigen Tagen sterben, weil ihr Abwehrsystem nicht ausgebildet ist. Wenn also beispielsweise Kleinkinder Erde in den Mund nehmen, trainieren sie damit unbewusst ihr Immunsystem. Auch eiternde Wunden und Kinderkrankheiten trainieren die Abwehr und vermindern nachgewiesenermaßen das Risiko, in späteren Jahren an Krebs zu erkranken. Allergien und häufige Erkältungen sind Zeichen eines ständig belasteten und nicht genug trainierten Immunsystems.

> **Das Milieu ist alles, das Bakterium nichts.**
>
> **Louis Pasteur (1822-1895)**

Lebende bioaktive Mikroorganismen wie Lactobacillen und Saccharomyces-Hefen und die organischen Säuren der Milchsäure-Gärprodukte verschieben das Gleichgewicht in den gesunden Bereich. Unsere Vorfahren nahmen diese Mikroorganismen noch in riesigen Mengen über die Nahrung und über Gärgetränke zu sich. Heute haben sich die Umstände jedoch grundlegend geändert. Kühlschranklagerung, Transportwege, Luftverschmutzung, pasteurisierte oder konservierte Lebensmittel – all das geht auf Kosten der gesunden Mikroorganismen.

Innerhalb weniger Jahrzehnte hat der zivilisierte Mensch seine Lebensmittel total verändert. Er mutet seinem Körper Ernährungsbedingungen zu, die so niemals vorher existierten: übertriebener Tablettenkonsum, chemische Aromen und Farbstoffe, konservierte Fertignahrung, pestizidbelastetes Obst, chemisch gehärtete Fette, ultrahocherhitzte Milch und gechlortes Trinkwasser – um nur einige Beispiele zu nennen. Diese Ernährung belastet das Immunsystem. Gärprodukte mit lebenden Mikroorganismen und andere vitamin- und enzymreiche Lebensmittel wurden fast vollständig aus dem Speiseplan gestrichen. Lebende Milchsäure-Bakterien und Hefen sind häufig selbst in den klassischen Gärprodukten nicht mehr enthalten: Backpulver statt Hefe im Gebäck, Kunstsauer im „Sauerteigbrot“, pasteurisierte

Milchsäure-Gärgetränke und Hefegetränke ohne den wertvollen Bodensatz. Selbst Bier wird neuerdings von immer mehr Brauereien sterilfiltriert. Dabei werden die Saccharomyces-Hefen entfernt. So entfernt sich der Mensch immer mehr von einer natürlichen Ernährung.

Jeder Eingriff in die natürlichen Verhältnisse hat Folgen. Leider bemerken wir das häufig erst, wenn das Kind schon in den Brunnen gefallen ist. So stieg laut Prof. J. Riemann von der Deutschen Krebsgesellschaft die Zahl der tödlichen Darmkrebserkrankungen von 1990 bis 1992 um zehn Prozent. Nach einer Studie des BMG verursachten ernährungsbedingte Krankheiten 1993 in Deutschland Kosten in Höhe von etwa 100 Milliarden DM.[15]

Durch einen erhöhten Eiweiß-, Fett- und Zuckerkonsum finden die Fäulniserreger und Hefepilze im Darm eine bessere Nahrungsgrundlage. Gleichzeitig fehlen die früher über die Nahrung zugeführten lebenden Milchsäure-Bakterien, die durch natürliche Probiotika und organische Säuren ungünstige Wachstumsbedingungen für Fremdkeime schaffen. Es fehlen auch die lebenden Saccharomyces-Hefen zur Unterstützung der Darmflora bei der Verdrängung von Darmpilzen. Alle genannten Eingriffe in die natürlichen Ernährungsbedingungen verschieben das Kräfteverhältnis in der Darmflora zugunsten der abbauenden, schädlichen Keime. Wir sind also nicht die wehrlosen Opfer immer gefährlicher werdender Bakterien und Viren, sondern deren Wegbereiter, indem wir den Nährboden für Krankheitserreger selbst vorbereiten und die Abwehr schwächen.

Können wir nun alleine über eine abwechslungsreiche Vollwerternährung das Gleichgewicht wieder stabilisieren? Nein, auch die heutige Vollwertkost ist an Lactobacillen und Saccharomyces-Hefen verarmt. Schlimmer noch: Das Verhältnis von aufbauenden zu abbauenden Mikroorganismen ist selbst bei den gesunden Früchten und Salaten bedenklich in den negativen Bereich verschoben:

Wenn z.B. eine Beere frisch vom Strauch gepflückt und verzehrt wird, überwiegen noch die aufbauenden Mikroorganismen. Bereits nach einem Tag hat sich das Verhältnis drastisch zu Gunsten der abbauenden (z.B. Schimmelpilze) verschoben. Das ist ein natürlicher

Vorgang, bei dem alles organische Material wieder in Humus bzw. in die einfachen Grundbausteine des Lebens zurückgeführt wird. Durch gegorene Lebensmittel wird dieser Vorgang in die andere Richtung verschoben, zu höheren Ordnungsstrukturen des Lebens. Gleichzeitig werden abbauende Mikroorganismen (häufig auch Krankheitserreger genannt) zurückgedrängt.

Die Fachzeitschrift *Fit for Fun* untersuchte im Januar 2000 die Salattheken der Supermärkte. Auch diese Untersuchung ergab, dass der Anteil der abbauenden Mikroorganismen gegenüber den natürlichen Verhältnissen auf einem frischen Salatblatt auf dem Felde erheblich gestiegen war. In einer von fünf Proben fanden die Prüfer derartig viele Enterobakterien, dass die Richtwerte überschritten wurden. Fazit der Tester: „Der hohe Gehalt ist Hinweis auf Verderb oder Hygienemängel." Übrigens waren auch die Vitamin-Gehalte der Salate, der Karotten und des Weißkohls 50 bis 70% niedriger als bei frischer Ware direkt vom Feld.

Selbst Kühlschranklagerung verschiebt das Verhältnis weiter zu Ungunsten der aufbauenden Mikoorganismen. Bei 6 Grad Kühlschranktemperatur wächst das Bakterium Micrococcus so richtig gut, während die Milchsäurekulturen bei dieser Kälte Winterschlaf halten. Micrococcus verursacht den Käse- und Wurstschleim auf der Oberfläche dieser Produkte.

Alle diese Argumente ergeben ein eindeutiges Urteil: Eine Unterversorgung mit gesunden bioaktiven Mikroorganismen in der Nahrung hat fast jeder in den so genannten „zivilisierten Ländern", auch wenn er sich abwechslungsreich und scheinbar vollwertig ernährt. Ich frage mich, warum die Ernährungswissenschaft blind und taub zu sein scheint gegenüber diesen dramatischen Verschiebungen des mikrobiologischen Gleichgewichts unserer Nahrungsmittel.

Bioaktive Mikroorganismen und gegorene Lebensmittel sind heute wichtiger denn je! Wir sind nicht wehrlose Opfer von Krankheitserregern. Wir können täglich unsere Abwehrkraft stärken!

Stärkung des Säure-Basen-Gleichgewichts

Damit der Nahrungsbrei im Darm in der richtigen Geschwindigkeit weiterbewegt wird, führt der Darm Knet- und Transportbewegungen durch – Darmperistaltik genannt. Milchsäure-Bakterien bilden während der Gärung Acetylcholin. Diese Substanz regt die Darmperistaltik an (Darmbewegung) und wirkt auf diese Weise der Verstopfung entgegen. Auch Sachharomyces-Hefen (Lebensmittelhefen) regen den Darm zur Arbeit an. Der ganze Mechanismus funktioniert bestens, solange wir uns genügend bewegen, reichlich lebende Mikroorganismen essen oder trinken und uns überwiegend vegetarisch ernähren; nur so kommt genügend Masse in Form von Ballaststoffen in den Darm.

Darüber hinaus harmonisieren milchsaure Gärprodukte den Magen. Sie regen bei wenig Magensäure die Produktion an und dämpfen zu hohe Magensaftproduktion. Die Autorin Annelies Schöneck schreibt in ihrem empfehlenswerten Buch „Milchsäuregärung zuhause“[16]: *„Man kann die Milchsäure in diesem Zusammenhang mit einem Schlüssel vergleichen: der Schlüssel passt zu den Sekretdrüsen des Magens, er schließt oder öffnet sie nach Bedarf – und wunderbarerweise – nach dem Bedarf des Organismus, dessen eigene Steuerung aus dem Takt geraten ist.*“ Stark alkalische Basensalze (Basentrunk) können dagegen die Magensäureproduktion aus dem Gleichgewicht bringen.

Bevorzugen Sie Basensalze mit hohem Gehalt an den Mineralien Kalium, Magnesium und Kalzium.[17] Zur schnellen Entsäuerung des gesamten Körpers als Folge jahrelanger Fehlernährung bewährten sie sich gut. Je mehr Natriumbikarbonat sie enthalten und je alkalischer sie sind, desto stärker bringen sie das Gleichgewicht der Magensäfte anhaltend aus den Fugen. Die Menge des Basensalzes können Sie bei gleicher Wirkung verringern, wenn Sie sich zusätzlich einmal wöchentlich ein Basenbad und basische Fußbäder gönnen. Dabei wird auch über die Haut überflüssige Säure ausgeschieden. Basenbäder gibt es fast überall, wo auch andere Gesundheitsprodukte angeboten werden. Nach jeder Basenkur empfehle ich mindestens drei Wochen lang verstärkt milchsaure, aber nicht zu sauer schmeckende Gärgetränke mit einem überwiegenden Anteil an (L) + Milchsäure zu trinken. Milchsäure und andere organische Säuren wirken im Körper basisch.

Bei schweren Erkrankungen, nach einer Chemotherapie oder übertriebenem Sport bekommen die Körperzellen zu wenig Sauerstoff und zu wenig Antioxidantien. Sie schalten dann auf „Notprogramm" um. Der Zellenstoffwechsel schaltet vom Atmungstyp auf Gärungstyp um. Dabei entsteht in den Zellen zu viel Milchsäure, die schädigend wirkt. Zu spüren ist das nach dem Sport am Muskelkater.

Die Milchsäure und die Enzyme in milchsauer vergorenen Lebensmitteln helfen, die Zellen wieder zum Atmungstyp zurückzuführen. Einige soma-artige Enzym-Gärgetränke können in Kombination mit Bifido- und Lactibacillus acidophilus das Immunsystem und den Stoffwechsel so gut unterstützen, dass nach einer Chemotherapie noch nicht einmal die Haare ausfallen.

Auf das Säure-Basen-Gleichgewicht wird in der Naturheilkunde großer Wert gelegt, weil bei vielen Erkrankungen dieses Gleichgewicht erheblich gestört ist; der Körper ist dann „übersäuert". Basentrunk und Basenbäder helfen in der Not. Sie sind aber reine Symptombekämpfung und schaden bei Dauergebrauch, wenn die Ursache nicht abgestellt wird. **Eine wirkliche Gesundung ist nur durch eine veränderte Lebensführung zu erreichen; hier die wichtigsten Punkte:**

➢ Bewegung an der frischen Luft – das entsäuert über den Atem.

➢ Mineralien und Spurenelemente – der Mangel an diesen Stoffen ist die wesentlichste Ursache der Übersäuerung und vieler Zivilisationserkrankungen. Mineralien und Spurenelemente aus pflanzlichen Quellen verschieben den Stoffwechsel in den basischen Bereich. Besonders reich an Spurenelementen sind Obst, Beeren, Wurzelgemüse, Wildkräuter und Gewürze. Milchsauer vergorene Lebensmittel – sie wirken regulierend – und besonders die soma-artigen Enzym-Gärgetränke helfen bei der Entgiftung über die Nieren. Überflüssige Säuren werden so ausgeleitet.

- ➢ Mehr Kontakt mit Wasser und Erde, z.B. Baden in Naturgewässern, Saunagänge, Barfußwandern, innerliche und äußerliche Anwendung von Heilerde, Trinken von gefiltertem energetisiertem Wasser; weniger Fleisch, Zucker, Süßwaren, süße Getränke, Weißmehlprodukte, Öle mit gesättigten Fettsäuren.

- ➢ Mehr Gemüse, Obst, Beeren und Früchte aus biologischem Anbau, Bio-Butter statt Margarine als Streichfett, Olivenöl, Leinöl, Kürbiskernöl, Traubenkernöl, Walnussöl, Sonnenblumenöl und andere pflanzliche Öle aus erster Pressung.

- ➢ Und nicht zuletzt weniger Stress, Angst, Sorgen, Neid, Hass, Streit, Missgunst, Gier – das sind die stärksten Gifte für Körper, Seele und Geist; stattdessen Liebe, Freude und Mitfreude, Barmherzigkeit, Gönnen, Zufriedenheit, Dankbarkeit, Mut, Harmonie, Lebenslust, Vertrauen in die göttliche Führung – das stärkt die Selbstheilungskraft des Körpers und garantiert ein glücklicheres Leben!

Sodbrennen und Magengeschwüre sind nicht immer nur ein Zeichen falscher Ernährung und Übersäuerung. Häufig ist hieran das Bakterium Helicobacter pylori schuld. Es bohrt sich millionenfach in die Magenwand und schützt sich vor der Magensäure durch einen basischen Abwehrmantel aus Ammoniak. Der Körper fährt dann zur Abwehr des Parasiten die Magensäureproduktion hoch. Das verursacht besonders bei Übergewichtigen Sodbrennen. Werden dann einfach nur stark basische Präparate eingenommen, kann sich dieser Parasit umso besser im Magen ausbreiten, weil er dafür ein basisches Milieu benötigt. In jeder Apotheke gibt es Teststreifen zum Nachweis von Helicobacter und ein guter Arzt wird ihn schnell restlos und dauerhaft beseitigen können. Da es dabei kaum ohne Antibiotika geht, ist der anschließende Wiederaufbau der Darmflora durch milchsauer gegorene Lebensmittel und probiotische Milchsäurekulturen wichtig!

Wie gegorene Lebensmittel auf den Säure-Basen-Haushalt wirken

Basische bzw. Basen bildende Gärprodukte:
Mehrstufig vergorene Produkte auf Obst-, Soja-, Gemüse- und Kräuterbasis – milchsauer vergorene Gemüse- oder Beerensäfte – soma-artige Enzym-Gärgetränke, wenn die Nährlösung reich an Mineralien- und Spurenelementen und arm an Zucker ist (z.B. Beeren- und Kräuterzusätze) – was sauer schmeckt und überwiegend rechtsdrehende Milchsäure enthält, wirkt basisch.

Schwach basische Gärprodukte:
Original bulgarischer Joghurt und original kaukasischer Kefir aus Schaf oder Ziegenmilch, Kumyß, Buttermilch, Bio-Brottrunk, lange naturgereifter Käse ohne Nitratsalz, Tofu, Bio-Kefir, soma-artige Enzym-Gärgetränke, Rotwein, Joghurt, Weizenbier, saurer Kombucha, Kwass.

Neutral wirkende Gärprodukte:
Bio-Vollbier, saure Sahne, normaler Brottrunk und Kefir

Schwach saure Gärprodukte:
Einfaches Vollbier, süße Kombucha und Kefir-Fertiggetränke, süße Sahne, Malzbier, Weißwein, Sekt (wirkt säurebildender als Weißwein), Quark

Saure bzw. Säure bildende Gärprodukte:
Liköre, Schmelzkäse, mit Starterkulturen schnell gereifte Käsearten mit Nitratzusatz.

Das beantwortet auch die oft gestellte Frage, ob Käse gesund ist: Ja und nein, es kommt eben auf die Qualität an.

Manche Autoren ordnen einige Lebensmittel anders ein. Eine andere Zuordnung ergibt sich, wenn die Qualität und der längere Konsum der Gärprodukte nicht wie in dieser Aufstellung berücksichtigt wurden. Je mehr Mineralien und Spurenelemente das Gärprodukt enthält und je mehr der Zuckergehalt durch lange Reifezeit abgebaut ist, desto basischer wirkt es. Daher können einzelne Lebensmittel je nach Qualität in dieser Tabelle weiter nach oben oder unten eingeordnet werden. Brennnessel z.B. ist stark basisch, mindestens 3 Monate lang naturgereifter Käse mit Brennnessel wirkt daher basisch, schnell gereifter Käse wirkt neutral bis leicht säurebildend. Wenn derartige Käse auch noch Nitratsalze enthalten, wirken sie stärker säurebildend. Übrigens: Selbst leicht säuernd wirkende Käsesorten sind vielfach harmloser als z.B. scharf angebratenes Fleisch. Allein schon durch die Vergärung sind sie im gesundheitlichen Wert veredelt.

Bitte überlegen Sie es sich gut, ob sie Käse mit Farb- und Konservierungsmitteln Ihrem Körper wirklich zumuten möchten. Besonders billige, weiche, geschmacksarme Käsesorten für den Massenkonsum und Schmelzkäse können die Konservierungsstoffe Natriumnitrat (E 251), Natriumnitrit (E 250) oder Kaliumnitrat (E 252) enthalten. Sie sorgen für eine längere Haltbarkeit. Diese Konservierungsstoffe können sich beim Erhitzen (Schmelzen, Überbacken) in Nitrat umwandeln. Nitrat wiederum wird zu Nitrit, was bekanntermaßen krebsfördernd sein soll.

Nitrate und Nitrite wirken als Zellgift. Sie sollen auch Bakteriensporen im Käse vernichten, die letztendlich durch die Massenproduktion (oder sollte ich Gier sagen?) in den Käse kommen: Billiger Käse wird aus der Milch von gezüchteten Höchstleistungskühen produziert. Damit die Kühe diese enorme Milchleistung überhaupt bringen können, werden sie mit eiweißreicher Silage gefüttert. Diese Silage wird in Silagetürmen erzeugt. Dabei vermehrt sich in diesen Türmen im gärenden Futter häufig das Bakterium Clostridium tyrobutyricum. Die Sporen dieses Keims überstehen auch eine Pasteurisierung der Milch und fördern Blähungen.[18] Sporenfreie Rohmilch ist nur bei Weidenhaltung und Verfütterung von Heu zu erreichen. Werden sporenhaltige Milchprodukte (z.B. als Sahne) zusammen mit Kaffee verzehrt oder getrunken, können unangenehme Blähungen an der Tagesordnung sein, denn auch Kaffee kann Blähungen fördern. Die Röststoffe des Kaffees wirken antibiotisch auf die Darmflora.

Basis für Gesundheit und Fitness

Lange gesund bleiben, voller Energie sein – das ist heute bei steigenden Anforderungen und Umweltbelastungen wichtiger denn je. In der Hoffnung, dies zu erreichen, kaufen siebzig Prozent der Verbraucher regelmäßig oder gelegentlich Produkte wie Vitaminkapseln, Knoblauchpillen und Mineralstoffpräparate.

Die wenigsten Menschen wissen jedoch: Nur mit einer gesunden Darmflora kann der Körper wichtige Vitalstoffe in ausreichender Menge aufnehmen. Und genau hier ist für viele das schwächste Glied der Kette, denn fast jeder hat heute eine gestörte Darmflora. Abwechslungsreicher essen oder zusätzlich Nahrungsergänzungs-Produkte nutzen, das allein genügt nicht, wenn die Aufnahme der Vitalstoffe und Mineralien im Darm mangelhaft erfolgt. Das erzeugt nur teure Ausscheidungen. Vitalstoffe müssen vom Körper auch verwertet werden können. Deshalb ist es notwendig, zuerst für eine gesunde Darmflora zu sorgen. Achten Sie jedoch bei jeder Ernährungsänderung auf die Signale Ihres Körpers. Es ist besser, mit Genuss das zu essen, worauf Sie Appetit verspüren und was Ihnen gut bekommt, als sich widerwillig an Ernährungstheorien zu halten. Mit einfachen Maßnahmen können Sie Ihre Gesundheit und Fitness schon erheblich steigern:

> **Wer auf Dauer gesund leben und fit sein will, muss zuerst für eine gesunde Darmflora sorgen. Dadurch wirken auch Nahrungsergänzungs-Produkte besser.**

- Genießen Sie das Essen in Ruhe und mit guten Gedanken.
- Nehmen Sie täglich Lebensmittel und Gärgetränke mit bioaktiven Mikroorganismen zu sich.
- Bevorzugen Sie reifes Obst und frisches Gemüse aus biologischem Anbau, das zu der jeweiligen Jahreszeit in Ihrer Region wächst. Essen Sie Obst nur auf leeren Magen mindestens eine halbe Stunde

vor der nächsten Mahlzeit. Dann wird es schnell verdaut und Fehlgärungen im Darm durch halb verdautes Obst werden vermieden.

➢ Vermeiden Sie möglichst alle stark verarbeiteten und denaturierten Nahrungsmittel. Nahrungsmittel mit gehärteten Fetten und Margarine sollten Sie ganz meiden. Verwenden Sie stattdessen gute pflanzliche Öle, wie z.B. Leinöl, Kürbiskernöl und Olivenöl.

➢ Essen Sie regelmäßig, weniger Fleisch und mehr Gemüse und möglichst nicht mehr am späten Abend.

➢ Nehmen Sie täglich tiefgrüne Blattsalate (z.B. Feldsalat) oder frische grüne Kräuter zu sich. So beugen Sie dem weitverbreiteten Folsäuremangel vor. Ersetzen Sie Gewürzmischungen mit Aromen und Geschmacksverstärker durch – möglichst frische – Kräuter aus biologischem Anbau. Auch Zimt und Curry sind sehr gesund.

Natürlich sollten auch die allgemein bekannten Gesundheitsregeln wie Bewegung und Entspannung, frische Luft, gutes Wasser usw. berücksichtigt werden. Wer relativ gesund ist, wird sich mit diesen Empfehlungen noch besser fühlen. Wer jedoch schon jahrelang Darmprobleme hat, sollte am Anfang nicht zuviel erwarten. Es kann Monate dauern, bis eine gestörte Darmflora wieder aufgebaut ist. Sollten zu Beginn der Umstellung leichte Durchfälle oder Verstopfung auftreten, so ist dies normal und pendelt sich schnell wieder ein.

Bei leichten Verstopfungen hilft es oft schon, wenn Sie mehr Obst und weniger Fleisch essen, mehr spazieren gehen und soma-artige Enzym-Gärgetränke trinken. Obst hat gerade im Dickdarmbereich leicht abführende Wirkungen. Früchte wie Feigen und Äpfel regen zusätzlich die Verdauung an und wirken Verdauungsstörungen entgegen. Löwenzahnwurzel. Krauser Ampfer und Süßholz sind mildere Abführmittel.[19] Faulbaumrinde oder Sauerkrautwasser wirken deutlich heftiger. Wer ohne ärztliche Empfehlung ständig starke Abführmittel nimmt, riskiert langfristig eine chronische Darmträgheit. Besonders anthrachinonhaltige Pflanzen, wie Aloe Vera und Senna (Cassia senna) können bei Dauergebrauch die Darmträgheit fördern. Anthrachinon lähmt die Darmmuskeln.

Diese Empfehlungen ersetzen keinesfalls eine ärztliche Therapie. Bei stärkeren oder anhaltenden Problemen ist immer ein erfahrener Naturarzt oder Heilpraktiker zu Rate zu ziehen. Bitte experimentieren Sie nicht mit Heilmitteln, auch wenn diese Ihnen noch so natürlich erscheinen. Vor der Verwendung irgendwelcher Nahrungsergänzungs-Produkte empfehle ich unbedingt die Lektüre des Buches: „Prost Mahlzeit! Krank durch gesunde Ernährung.“ [32]

Was leisten probiotische Mikroorganismen?

Der Wettbewerb in den Supermärkten führt zu einem immer größer werdenden Preisdruck auf die Erzeuger. Die Milchleistung der Kühe wurde deshalb schon in einem völlig unnatürlichen Maße gesteigert. Die Lebensmittelhersteller müssen sich etwas einfallen lassen, um die Gewinnspanne auf einem wirtschaftlich erträglichen Maße zu halten. Einige investieren in die höhere Qualität der Produkte und hoffen, dass dies der Handel bzw. der Konsument erkennt und honoriert. Andere geben gesundheitsfördernde Zutaten in ihre Lebensmittel, ohne die Basis selbst qualitativ zu erhöhen. Es gibt schon Milch mit zusätzlichen Omega-3-Fettsäuren und Joghurt mit probiotischen Mikroorganismen. Das erinnert mich an einen Obstbauern, der statt auf biologischen Anbau umzustellen und die Böden zu beleben, lieber eine Apfelsorte mit viel Vitamin C züchtet. Hätte ich ***nur*** die Wahl zwischen einem traditionellen Joghurt aus der Milch von artgerecht und biologisch gehaltenen Kühen und einem modernen probiotischen Joghurt, würde ich den naturechten Joghurt vorziehen. Das Angebot ist heute zum Glück so vielfältig, dass jeder seinen individuellen Wünschen entsprechend probiotische Mikroorganismen bekommen kann. Das ist auch über milchfreie Produkte möglich.

Probiotische Mikroorganismen sind „in". Zumindest finden wir das Wort immer häufiger auf Joghurtbechern. „Probiotisch" sollen sie wirken. Ein hoher Anspruch, denn übersetzt bedeutet das Wort „für das Leben". Fast alle größeren Molkereien stellten sich bereits auf den Trend ein.

Probiotische Mikroorganismen besitzen die positiven Eigenschaften, die auch von herkömmlichen Milchsäurekulturen bekannt sind: Unterstützung der Darmflora im Kampf gegen Krankheitskeime, Förderung der Verdauung, Anregung des Immunsystems usw. Darüber hinaus besitzen probiotische Mikroorganismen besondere Eigenschaften:

- Sie sind weitgehend widerstandsfähig gegen Magensäure und kommen lebend im Darm an,
- sie gehören von Natur aus zur gesunden Darmbesiedelung,
- sie unterstützen die Darmflora nicht nur vorübergehend, sondern können sich unter günstigen Bedingungen in das Ökosystem Darm einfügen.

Diese Eigenschaften können bei einer geschädigten Darmflora oder geschwächtem Immunsystem gesundheitliche Vorteile bringen. Wird zum Beispiel die Darmflora durch falsche Ernährung oder Antibiotika geschädigt, besteht die Gefahr, dass sich Krankheitskeime an die nun ungeschützte Darmwand heften. Bis sich die gesunde Darmflora von selbst wieder aufgebaut hat, können sich unter ungünstigen Umständen schon die ersten Darmpilze eingenistet haben. Deshalb ist es sinnvoll, die Neubesiedelung der Darmwand durch die Zufuhr geeigneter Mikroorganismen zu beschleunigen. Produkte mit lebenden probiotischen Lactobacillen sind in diesem Fall eine vernünftige Ergänzung der Nahrung und bringen auch der Milchindustrie Gewinn.

Folgende Milchsäure-Bakterien wurden in der menschlichen Darmflora gefunden und zählen deshalb zu den probiotischen Kulturen:[20]

- **Bifidusbakterien**: Lactobacillus bifidus, Bifidobacterium bifidum, Bifidobacterium longum und weitere.

- **Milchsäure-Bakterien:** Lactobacillus acidophilus, L. casei, L. fermentum, L. salivarius, L. plantarum, L. cellobiosus, L. buchneri und L. leichmannii (L. steht für Lactobacillus).

Lactobacillus salivarius wird leider viel zu selten eingesetzt. Diese Kultur erzeugt besonders viel Milchsäure und dabei ausschließlich die gesunde rechtsdrehende. Viele der anderen probiotischen Mikroorganismen produzieren auch die schwerer verdauliche linksdrehende Milchsäure.

Auf den Verpackungen der neuen Gärprodukte mit probiotischen Mikroorganismen – international auch Probiotics genannt – sind gelegentlich weitere Namenszusätze aufgeführt, beispielsweise Lactobacillus acidophilus DD2. Mit dieser angehängten Bezeichnung wird ausgedrückt, dass es sich um einen besonderen Unterstamm handelt. Vergleichbar mit den Bezeichnungen beim Obst: Von der Apfelsorte „Delicious" gibt es als Untersorten „Golden Delicious" und „Red Delicious". Diese unterscheiden sich in Geschmack, Vitamingehalt und Farbe. Auch bei den Mikroorganismenkulturen besitzen die verschiedenen Unterstämme unterschiedliche Eigenschaften. Jeder Probiotic-Hersteller bedient sich aus dem großen Angebot der Natur und sucht sich „seinen" Mikroorganismenstamm heraus. Manchmal bekommt die Kultur den Namen des Entdeckers. Eventuelle Vorbehalte gegenüber diesen Mikroorganismen sind unbegründet. Sie sind genauso natürlich wie herkömmliche Lactobacillen aus Kefir, Joghurt oder Sauermilch.

Je höher die Anzahl der lebenden Mikroorganismen im Produkt ist und je besser diese die Magensäure überleben, desto mehr kommen lebend im Darm an, um dort ihre gesunde Wirkung zu entfalten. Leider stehen diese wichtigen Auswahlbedingungen selten auf der Verpackung. Ein guter Anbieter gibt Ihnen jedoch auf Anforderung diese Informationen. Die nutzbringenden Eigenschaften der probiotischen Mikroorganismen sind so vielfältig, dass ich hier nur einen kleinen Streifzug aus der Forschung wiedergeben kann:

Allgemeine Eigenschaften probiotischer Mikroorganismen[21]

- Sie unterstützen das gesunde Gleichgewicht der Darmflora,
- sie hemmen krebsfördernde Substanzen, die beispielsweise bei der Fleischverdauung im Darm entstehen,
- sie erzeugen organische Säuren und natürliche Probiotika, die das Wachstum unerwünschter Bakterien hemmen,
- sie können bestimmte krankmachende Keime in mehr als 80 % der Fälle ausrotten,
- sie stimulieren und stärken das Immunsystem.

Ich verwende das Wort Probiotika anstatt Antibiotika, weil das Ökosystem Darm auf diese natürlichen Antibiotika aus Lebensmitteln eingestellt ist. Sie schädigen den Körper nicht wie andere „unphysiologische" Antibiotika. Jede einzelne probiotische Mikroorganismenkultur hat spezielle weitere Vorteile. Von den probiotischen Milchsäure-Bakterien sind unter anderem Bifidus und Lactobacillus acidophilus besonders gut untersucht.

Bifidusbakterien zeichnen sich durch folgende Eigenschaften aus:[6, 22]

- Sie erzeugen Vitamine (B 1, B 6, B 9, B 12 und PP) und Aminosäuren (Alanin, Valin, Asparginsäure, Threonin),
- sie verstoffwechseln Cholesterin und senken den Serumcholesterinspiegel,[23]
- sie haften gut an der Darmwand,
- sie produzieren Milch-, Essig- und andere organische Säuren in einem für das Darmmilieu besonders vorteilhaften Verhältnis.

Die gesundheitliche Bedeutung der Bifidusbakterien wird besonders hoch eingeschätzt, weil sie den größten Teil der Milchsäurekulturen im menschlichen Darm ausmachen und ausschließlich rechtsdrehende Milchsäure erzeugen. Bei Säuglingen besteht die Darmflora sogar zu 95% aus Bifidus, beim Erwachsenen noch zu 25%.

Leider kann Bifidus nur schwer kultiviert werden und ist daher relativ teuer. Eine genügend hohe Anzahl Bifiduskulturen wird durch die normale Gärung (Fermentation) in Molkereierzeugnissen kaum erreicht. Deshalb sind die meisten Joghurthersteller auf andere Lactobacillen ausgewichen oder setzen gefriergetrocknete Bifiduskulturen als Ergänzung zu den übrigen ein.

Lactobacillus acidophilus übersteht die Magensäure besonders gut und ist als probiotische Kultur die ideale Ergänzung zu Bifidus. Diese Milchsäure-Bakterien leisten folgendes:[24]

- Sie erzeugen verdauungsfördernde Enzyme, die aus der Nahrung Aminosäuren freisetzen; die Speisen werden dadurch bekömmlicher,

- sie erhöhen die Bioverfügbarkeit von Mineralstoffen und Spurenelementen aus der Nahrung; besonders Kalzium, Zink, Eisen und Magnesium können so vom Körper besser aufgenommen und verwertet werden,

- sie wirken antitumoral (krebshemmend),

- sie helfen bei der Behandlung von Durchfallerkrankungen und Salmonelleninfektionen, schädliche Bakterien zu verdrängen,

- sie sorgen für eine bessere Milchzuckerverträglichkeit.

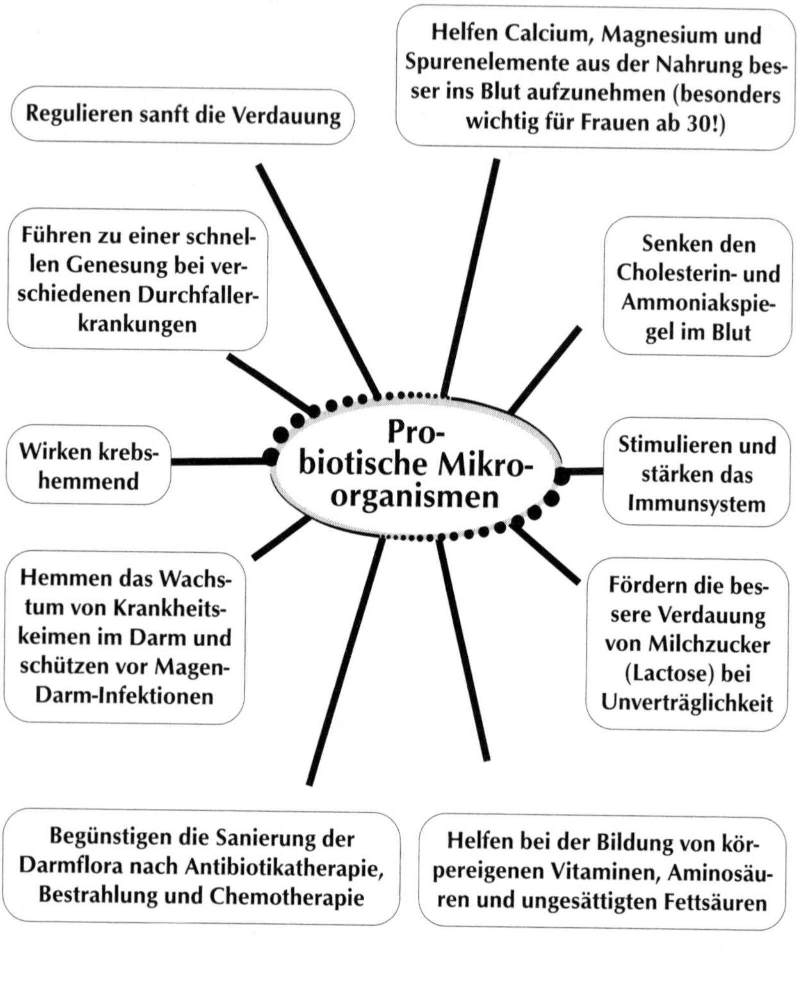

Positive Eigenschaften von probiotischen Mikroorganismen, die beispielsweise eine Kombination von Bifidusbakterien (Bifido) und Lactobacillus acidophilus in therapieunterstützend wirksamer Menge enthalten.

Ein befreundeter Frauenarzt und angesehener Professor seiner Zunft verriet mir, was er seiner Tochter verordnet, um Scheidenpilz zu beseitigen: Lactobacillus acidophilus. Sie nimmt diese nützliche Kultur über Joghurt und Milchsäure-Gärgetränke zu sich, die L. acidophilus enthalten. Morgens und abends führt sie zusätzlich einen in Joghurt getränkten Tampon ein. Nach wenigen Tagen ist das Problem normalerweise restlos beseitigt. Erfahrene Naturheilärzte und Heilpraktiker weisen jedoch darauf hin, dass dies nicht genügt. Pilze in der Scheide oder an Fingern und Fußnägeln sind oft Folgeerscheinungen von Pilzen im Darm. Das effektivste Mittel dagegen sind – neben gesunder Ernährung – Milchsäure-Gärgetränke mit hohem Anteil an rechtsdrehender Milchsäure, Lactobacillen und Saccharomyces-Hefen. Die probiotischen Kulturen gibt es auch als Medikament in Kapseln.

Nach Prof. J. Lj. Rasic nehmen Säuglinge schneller an Gewicht zu und sind besser gegen Durchfall geschützt, wenn der Muttermilchersatz mit L. acidophilus und Bifidus ergänzt wird.[25] In der Tiermast, wo Gesundheit gleichbedeutend mit materiellem Gewinn ist, werden immer häufiger Mikroorganismen dem Futter zugesetzt. Ein Erzeuger kann sich nämlich Gewinnausfälle durch Seuchen oder mangelnde Gewichtszunahme der Masttiere als Folge von Durchfällen nicht leisten.

Milchsäure-Bakterien können sogar das menschliche Erbgut vor Veränderungen schützen. Dies zeigte eine Studie an der Bundesforschungsanstalt für Ernährung in Karlsruhe. In gegrilltem und gebratenem Fleisch entstehen so genannte heterozyklische aromatische Amine, die das Erbgut schädigen können. Wie die Wissenschaftler herausfanden, kann diese erbgutschädigende Wirkung der Amine verringert werden, wenn Fleisch zusammen mit Lactobacillus acidophilus verzehrt wird.

Weitere Methoden, um die ungünstigen Wirkungen von fettem Fleisch zu mildern, sind in den traditionellen Gerichten unserer Vorfahren verborgen: In Bayern verzehrt man z.B. Weißwurst mit Sauerkraut und Senf. Beides wirkt schädigenden Stoffwechselprodukten aus der Fleischverdauung entgegen.

Die amerikanischen Probiotic-Forscher Prof. K. M. Shahani[26] und Prof. R. Fuller erwähnen eine weitere Eigenschaft dieser und ähnlicher Lactobacilluskulturen. Sie erinnern sich vielleicht an die vielen Pressemitteilungen über den hohen Nitratgehalt von Mineralwässern, Gemüsen und Salaten. Im Darm können aus Nitraten Nitrosamine entstehen – das sind krebsfördernde chemische Verbindungen. Mit Recht wurden Produkte mit hohem Nitratgehalt angeprangert. Lactobacillus acidophilus und Bifidus hemmen jedoch die Bildung dieser krebsfördernden Substanzen im Darm. Je mehr der genannten lebenden Mikroorganismen im Darm vorhanden sind, desto weniger Nitrosamine können entstehen.

Es ist schon erstaunlich: Da werden Milliarden für die Krebsforschung ausgegeben, doch das, was uns die Natur an antitumoral (krebshemmend) wirkenden Mikroorganismen praktisch frei Haus liefert, wird kaum genutzt. Milchsäure-Bakterien sind kein Wundermittel gegen Krebs, sie können jedoch den Heilungsverlauf und die Therapie unterstützen und wirken vorbeugend.

Über eine Verbesserung der körpereigenen Abwehrkräfte lassen sich mit Hilfe der probiotischen Mikroorganismen viele chronische Erkrankungen bessern oder sogar heilen. Der Wiederherstellung einer normalen Darmbesiedlung werden günstige Auswirkungen auf Asthma, Neurodermitis, Rheuma und sogar Krebs zugeschrieben. Wissenschaftler der University of Washington in Seattle haben die wichtigsten Ergebnisse aller in den letzten dreißig Jahren zu diesem Thema veröffentlichten Untersuchungen ausgewertet. Ihrer Ansicht nach wird die Behandlung mit probiotischen Mikroorganismen bislang unterschätzt.

Lebende probiotische Mikroorganismen (Bifidus, Lactobacillus und auch Saccharomyces ist dazu zu zählen) sind besonders geeignet, die Darmflora aktiv zu unterstützen.

Sie verstärken den Schutz vor Krankheitskeimen und hemmen die Entstehung schädlicher Substanzen im Darm. Lactobacillus- und Saccharomyceskulturen stärken das Immunsystem, senken die Infektionsrate, unterstützen die keimabwehrende Eigenschaft der Darmflora und erzeugen wichtige Vitamine in natürlicher Kombination. Daraus ergeben sich viele weitere Möglichkeiten, eine Therapie zu unterstützen und den Heilungsverlauf zu beschleunigen. Mögliche Anwendungsbereiche sind beispielsweise: Darmerkrankungen, Verstopfungen, Pilzinfektionen, Allergien, Neurodermitis, rheumatische Erkrankungen, Magen- und Zwölffingerdarmgeschwüre, Immunschwächen und Infektionen.

Damit es nicht zu einem Pilzbefall oder anderen Fehlbesiedlungen im Darm kommt, setzen bereits einige Ärzte nach einer Antibiotikabehandlung Mikroorganismenpräparate mit probiotischen Lactobacillus-Kulturen ein.[27] Wie wichtig auch der Einsatz von Saccharomyces-Hefen dabei ist, wird allgemein noch wenig beachtet. Im Kapitel *Selbstvergiftung aus dem Darm* gehe ich darauf näher ein. In einem Sonderbericht der „Ärzte-Zeitung" wird darauf hingewiesen, wie notwendig diese therapiebegleitende Maßnahme ist:

„Antibiotikatherapie ist nicht nur lebensrettend. Darmflora gehört neu aufgebaut." – *„Probiotische Therapie verhindert Vermehrung pathogener Keime."*[28] Laut Prof. G. Reuter von der freien Universität Berlin erfüllen Lactobacillen in der Dünndarmflora unverzichtbare Funktionen. Bei Schädigung der Dünndarmflora sei es daher essentiell, die Rekultivierung dieser Keimspezies durch eine probiotische Therapie zu unterstützen. Prof. B. Gedek aus München wies darauf hin, dass bei funktionellen Störungen oder entzündlichen Veränderungen der Darmschleimhaut eine Therapie mit Bakterienkulturen aus der Darmflora sinnvoll sein kann.[29]

Nach einer Antibiotikatherapie muss die Darmflora durch probiotische Mikroorganismen neu aufgebaut werden.

Probiotische Mikroorganismen wirken nicht nur positiv auf den Darm. Sie können auch bei der Bekämpfung von Infektionskrankheiten nützlich sein, etwa bei Entzündungen der Harnwege oder der Scheide. Extrakte probiotischer Mikroorganismen senken zum Beispiel auch die Häufigkeit der Atemwegsinfekte. Prof. B. Emmerich aus München berichtet von eigenen Studien, die eine Senkung der Infekthäufigkeit um 40 % ergab.[7] Prof. P. Oberender, Gesundheitsökonom an der Universität Bayreuth, errechnete in einer Kosten-Nutzen-Analyse daraus eine Verringerung der Therapiekosten um 63,7 Prozent.[30]

Stellen Sie sich dies einmal in die Praxis umgesetzt vor. Würde jeder regelmäßig sein Immunsystem mit lebenden, probiotischen Mikroorganismen unterstützen, ergäben sich wesentlich weniger Infektionen und eine Kostenersparnis, die in die Milliarden ginge. Um diese Präventionsmaßnahmen durchzusetzen, sind mutige und handlungsfähige Politiker nötig, die das Wohl des Menschen über wirtschaftliche Interessen stellen. Wer nicht endlos darauf warten möchte, sollte die Verantwortung für die eigene Gesundheit wieder in die eigenen Hände legen.

Probiotische Mikroorganismen unterstützen das Immunsystem auch bei Husten und Heiserkeit.

Moderne Joghurts enthalten ein bis zwei wertvolle probiotische Lactobacillus-Kulturen, jedoch nicht die typische Mikroorganismenvielfalt naturvergorener Produkte. Kefir enthält mehrere Milchsäurekulturen und je nach Qualität auch Kefirhefen, jedoch keine probiotischen Lactobacillen und nicht immer Saccharomyces-Hefen und selten diese in richtig aktiver Form. Sie können entweder nach Produkten Ausschau halten, die beide Vorteile vereinen oder sich verschiedene gegorene Lebensmittel entsprechend zusammenstellen. Je größer die Vielfalt der zugeführten Mikroorganismen, desto eher ist im Darm die Kultur vorhanden, die gerade am besten eine mögliche Abwehrlücke in der Darmflora füllen kann.

Gelegentlich höre ich den **Einwand**: Probiotische Produkte können keinen nennenswerten Einfluss auf die Darmflora ausüben. Der Gehalt an lebenden Mikroorganismen sei viel zu klein und wirke sich mengenmäßig genauso wenig aus wie ein Reiskorn auf eine Tasse Reis.

Richtigstellung: Bei diesem Vergleich wurde die gesamte Mikroorganismenanzahl sowohl im Dünndarm als auch im Dickdarm herangezogen und mit der zugeführten Menge der probiotischen Mikroorganismen ins Verhältnis gesetzt. Betrachtet man den Dünndarm – wo im wesentlichen die Nährstoffaufnahme erfolgt – und den Dickdarm getrennt, so ergibt sich ein völlig anderes Bild. Im oberen Dünndarm befinden sich unter normalen Bedingungen 1 Million lebende Lactobacillen pro Gramm Darminhalt; im unteren Dünndarm bereits 100 Millionen. In guten probiotischen Produkten sind üblicherweise 1 bis 10 Millionen lebende Lactobacillen pro Gramm enthalten. Diese Menge ist ausreichend hoch, um einen positiven Einfluss auf die Dünndarmflora ausüben zu können.

Im Dickdarm leben etwa 1 Milliarde Lactobacillen pro Gramm Darminhalt. Davon gehen täglich etwa ein Drittel über den Stuhl verloren und müssen über die Darmflora und über zugeführte Milchsäure-Bakterien ersetzt werden. Für diese Aufgabe ist der Gehalt an lebenden Mikroorganismen in vielen Produkten tatsächlich zu gering. Doch alle über die Nahrung zugeführten probiotischen Mikroorganismen vermehren sich während der Wanderung durch den Darmtrakt mehr oder weniger stark. Besonders bei gesunder Ernährung mit hohem Gemüseanteil können sich die probiotischen Mikroorganismen guter Produkte bis zur Ankunft im Dickdarm zahlenmäßig so vermehrt haben, dass sich auch dort eine positive Wirkung nachweisen lässt.

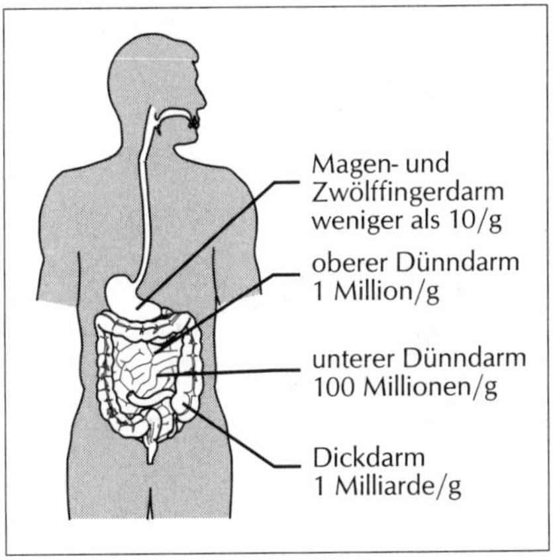

Besiedelung des menschlichen Magen-Darmtrakts mit Lactobacillusbakterien.

Die Vermehrung der gesunden Lactobacillen im Darm kann auch durch so genannte „Prebiotics“ gefördert werden. Zu den Prebiotics zählen Milchzucker (Lactose), bestimmte Fruchtzuckerarten (Oligofructosen) und Inulin. Inulin ist eine pflanzliche Stärke und kommt besonders in dem Gemüse Topinambur vor. Darmparasiten können Prebiotics nicht als Nahrung verwenden.

Übersicht gegorener Lebensmittel und wie Sie Qualität erkennen

Um das gesunde Gleichgewicht der aufbauenden und abbauenden Mikroorganismen zu stärken, können Sie Ihren Speiseplan mit folgenden Gärprodukten bereichern:

- Trinken Sie 2 – 3 mal wöchentlich Kefir, Wasserkefir oder ein Getränk mit Kefirkulturen.

- Bevorzugen Sie statt Gemüsesäften milchsauer vergorenes Gemüse (Bioläden und Reformhäuser).

- Essen Sie 2 – 3 mal wöchentlich einen Joghurt oder ein anderes Milchsäureprodukt mit lebenden Kulturen.

- Bevorzugen Sie Käsesorten mit langer Reifezeit (diese haben ein intensiveres Aroma) ohne Nitratzusatz, am besten aus Bio-Rohmilch und mit Kräuterzusatz.

- Ergänzen Sie Ihre Nahrung mit probiotischen Mikroorganismen, entweder über Gärprodukte (z.B. Joghurt), die diese bereits enthalten, oder über Nahrungsergänzungs-Produkte.

- Gönnen Sie sich gelegentlich ein Glas guten Rotwein, auch Beerenweine sind sehr empfehlenswert. Ein gesunder fernöstlicher Genuss ist auch Sake (Reiswein).

- Wenn Sie hauptsächlich nur Joghurt essen, sollten Sie die Milchsäure-Bakterien mit Saccharomyces-Kulturen aus frisch gegorenen alkoholarmen Hefegetränken ergänzen. Federweißer oder somaartige Enzym-Gärgetränke sind die ideale Ergänzung. Milchsäurekulturen und frische, aktive Lebensmittelhefen wirken gemeinsam wie ein biologischer Besen im Darm, reinigen Blut und Lymphe und helfen Darmpilze zu verdrängen.

- ➢ Kaufen Sie echtes Sauerteigbrot, kein kunstgesäuertes.
- ➢ Bevorzugen Sie Gärprodukte mit Zutaten aus biologischem Anbau.

Gesund und bekömmlich ist frisch vergorener milchsaurer Salat, wie er in weiten Teilen Asiens täglich als Beilage zum Hauptgericht auf den Tisch kommt. Es dürfte jedoch schwierig sein, diesen in frischem und unkonserviertem Zustand zu kaufen. Rezepte für Kimchi finden Sie über Suchmaschinen im Internet. Als Ersatz können Sie Rohkostsalat mit Joghurt, Kefir oder mit dem Saft eines Milchsäure-Gärgetränks vermengen.

Generell empfehle ich über die Woche verteilt Gärprodukte mit langer Reifezeit, aber dadurch niedrigem Gehalt an lebenden Mikroorganismen, mit frisch zubereiteten Gärprodukten mit hohem Gehalt an Milchsäurekulturen zu kombinieren. Zum Beispiel: Käse, milchsauer vergorene Gemüsesäfte oder Brottrunk kombiniert mit Wasserkefir, selbst angesetztem Joghurt oder probiotischen Produkten.

Genauso sollten auch Gärprodukte mit Milchsäurekulturen mit Hefeprodukten kombiniert werden, um die Vielfalt der Mikroorganismen sicher zu stellen. Zum Beispiel Joghurt und zusätzlich Federweißer; also probiotische Produkte auf Lactobacillusbasis ergänzt durch saccharomyceshaltige Hefeprodukte.

Der große Vorteil von soma-artigen Gärgetränken, wie Wasserkefir, Kefir und Gärprodukten nach dem Vorbild des altindischen Soma-Getränks, besteht darin, dass sie eine große Vielfalt an verschiedenen Mikroorganismen bereits abdecken. Es ist dann nur noch eine Ergänzung mit z.B. milchsauren Gemüsesäften, Rotwein und probiotischen Mikroorganismen nötig, um den Komplettnutzen der Gärgetränke zu genießen.

In dieser Liste sind die bekanntesten Gärprodukte und die verwendeten Mikroorganismen aufgeführt

Produkt	Ausgangssubstanz	Milchsäurebakterien	Streptococcen/Starter	Essigsäurebakterien	Saccharomyces-Hefen	Schimmel-/Schlauchpilze	Andere
Bier	Malz, Hopfen				•		
Edelpilzkäse	Kuhmilch	•	•			•	
Essig	Wein			•			
Joghurt, original	Ziegenmilch	•					•
Joghurt, industriell	Kuhmilch	•	•				
Käse	Kuhmilch	•	•				
Kefir, original	Ziegenmilch	•			•		•
Kefir, industriell	Kuhmilch	•	•		•		
Kombucha	Zuckerlösung			•		•	•
Kumyß, original	Stutenmilch	•					•
Kumyß, industriell	Kuhmilch	•	•				
Kwaß	Getreide	•					•
Sake (Reiswein)	Reis	•			•		•
Sauergemüse	Gemüse	•	•				•
Sauerkraut	Weißkohl	•					•
Sauermilch	Kuhmilch	•	•				•
Sauerrahmbutter	Kuhmilch		•				•
Sauerteig, original	Getreide	•			•		•
Sauerteig, industr.	Getreide	•		•	•		
Sojasoße	Sojabohnen					•	•
Speisequark	Kuhmilch		•				•
Tofu	Sojabohnen					•	•
Wasserkefir	Zuckerlösung	•					•
Wein	Weintrauben				•		

Wie können Sie nun beurteilen, ob Gärprodukte oder Nahrungsergänzungs-Produkte mit probiotischen Kulturen halten, was versprochen wird? Die großen Anbieter werben mit sportlichen Fotomodellen oder bekannten Schauspielern. Die alternativen Hersteller empfehlen ihre Produkte mit Heillegenden aus vergangener Zeit. Beides sagt wenig über den tatsächlichen Nutzen des Produktes.

Bestehen Sie auf weitergehenden Informationen. Die Qualität und Wirkung des Produktes ist von vielen Faktoren abhängig:

- Achten Sie auf Angaben, aus denen hervorgeht, ob lebende Mikroorganismen enthalten sind. Ein sehr gutes Gärprodukt enthält 1 Milliarde (10^9) lebende Mikroorganismen pro Verzehreinheit oder einen hohen Vitalstoffgehalt (Enzyme, Vitamine, Spurenelemente, Aminosäuren) – am besten beides.

- Joghurt und Kefir sollten in möglichst frischem Zustand angeboten werden. Achten Sie auf das angegebene Haltbarkeitsdatum. Wenn sie länger als 14 Tage haltbar sind, können Sie keine besondere Enzymaktivität derartiger Produkte erwarten.

- Käse, Wein, Essig, Sojasoßen, Sake (Reiswein) und ähnliche Gärprodukte dagegen sind umso wertvoller und aromatischer, je länger sie gereift sind. Hier kommt es nicht auf den Gehalt lebender Mikroorganismen an, sondern auf das, was diese in monatelanger Arbeit produziert haben. Bevorzugen Sie Produkte, die in Holzfässern gereift sind. Auch milchsauer vergorene Gemüsesäfte enthalten mehr gesunde organische Säuren, wenn sie länger fermentiert sind. Sie schmecken dann saurer.

Mit folgender einfacher Maßnahme werden Sie vitaler, tanken Sauerstoff, verlängern Ihr Leben und fördern gleichzeitig eine bessere Versorgung mit gesunden, naturnahen Lebensmitteln. Außerdem unterstützen Sie damit die Schaffung oder Erhaltung einer lebenswerteren Umwelt – das hört sich nicht nur gut an, sondern kann auch noch Spaß bringen:

Fahren Sie zweimal in der Woche mit dem Fahrrad zum nächsten Bio-Hof, der noch selbst Joghurt und Käse zubereitet, wo Ihnen mit Liebe angebautes Getreide, Obst, Beeren und Gemüse frisch vom Feld geboten werden. Diese kleinen traditionell arbeitenden Betriebe sind fast schon die letzte Bastion gesunder Lebensmittelerzeugung. Sie können nur überleben, wenn genügend Käufer ihre Produkte wertschätzen. Während der Fahrradfahrt zu diesen Betrieben erleben Sie bewusst die Natur, Sonne, Wind und Regen, die Farben und Aromen der Blüten und den Gesang der Vögel. Dieser Kontakt mit der Natur und mit den Menschen, die sich mit der Natur ihren Lebensunterhalt verdienen, wirkt harmonisierend auf Körper, Seele und Geist und entsäuert gleichzeitig. Das gibt Energie und eine positivere Lebenseinstellung. Übernehmen Sie Patenschaften für Grüngürtel neben Ihrer Fahrradtour. Pflanzen Sie dort Heilkräuter, Beerensträucher, Nuss- und Obstbäume. Der geniale japanische Ökopionier Masanobu Fukuoka zeigte, mit welchen einfachen Methoden jeder Laie selbst Schutthalden wieder fruchtbar machen kann. So bringt der Ausflug in Zukunft noch mehr Freude. Es sollte Sie nicht stören, wenn am Anfang hauptsächlich die Vögel und andere kleine Diebe davon profitieren. Das ist eine gute Übung, Großzügigkeit zu trainieren. Wenn erst genug Bäume und Sträucher gewachsen sind, ist genug für alle da. Warum werden in den Parks eigentlich nur Ziersträucher gepflanzt?

Andererseits können Sie auch mit dem Auto zum nächsten Supermarkt fahren, um besonders billig einzukaufen. Achten Sie einmal darauf, ob Sie dadurch Energie bekommen oder verlieren, ob es die Harmonie zwischen den Menschen fördert oder den Streit! Wenn ich in derartigen Super-Billig-Megazentren einkaufen gehe, brauche ich danach dringend Erholung. Und anschließende Freizeitvergnügen kosten wieder Geld, von den Fahrtkosten ganz zu schweigen. Die teureren Lebensmittel von Bio-Höfen sind so gesehen auf Dauer viel billiger als die Supersonderangebote in den Supermärkten.

Auf jede Frage eine passende Antwort

Genauso unterschiedlich wie die Meinungen der Ernährungsexperten sind die Fragen meiner Zuhörer, wenn ich über Mikroorganismen rede:

Der *Vorsichtige* erkundigt sich: „Wie viele Mikroorganismen darf ich zu mir nehmen?"

In Form von probiotischen Gärprodukten so viel Sie mögen. Wie jedes Lebensmittel sollten sie mit Genuss und Verstand verzehrt werden; lieber regelmäßig normale Portionen als kurzzeitig eine übertriebene Menge.

Der *Kranke* fragt: „Wie lange muss ich Mikroorganismen einnehmen?"

Mikroorganismen sind kein Medikament, sie unterstützen jedoch die Therapie. Während der Behandlung gibt der Naturarzt oder Heilpraktiker die richtige Menge probiotischer Mikroorganismen vor; nach der Behandlung nehmen Sie vergorene Lebensmittel, so lange Sie etwas für Ihre Gesundheit tun möchten. Genau wie Obst und Gemüse entfalten auch Mikroorganismen nur dann eine dauerhafte positive Wirkung, wenn sie regelmäßig genossen werden.

Der *Vitamingläubige* zweifelt: „Erzeugen Mikroorganismen genügend Vitamine?"

Lebende Mikroorganismen fördern die Aufnahme zugeführter Vitamine und Mineralien, unterstützen das Immunsystem und das Gleichgewicht der Darmflora. Gute Vitaminquellen sind nicht die Mikroorganismen selbst, sondern die vergorenen Lebensmittel. Diese enthalten hauptsächlich die B-Vitamine, aber auch natürliche Schutzstoffe, Enzyme, organische Säuren und viele weitere Vitalstoffe, die noch niemand entschlüsselt hat und die daher auch nicht in herkömmlichen Vitamintabletten enthalten sind. Deshalb sind sie die ideale Ergänzung von Vitaminpräparaten.

Der *Gesundheitsbewusste* fragt: „Ich nehme schon Müsli und Vollkornbrot. Wozu brauche ich da noch Mikroorganismen?"

Die heutige Vollwertkost wird erst durch Mikroorganismen wirklich vollwertig, denn sie gehören zur ursprünglichen natürlichen Ernährung. Nur lebende Mikroorganismen unterstützen aktiv die Darmflora bei ihren vielfältigen Aufgaben. Das kann durch kein anderes Lebensmittel ersetzt werden.

Der *kühle Rechner* wendet ein: „Gesundheitsprodukte sind mir zu teuer."

Gesundheit ist mehr als die Abwesenheit von Krankheit. Es lohnt sich, etwas für eine bessere Gesundheit zu tun.

Wie wertvoll ist Gesundheit? Krankheit wird auch für Sie in Zukunft immer teurer. Sehen Sie probiotische Mikroorganismen und naturechte Gärprodukte als eine Art innere Kranken- und Lebensversicherung an. Lebensmittel, die lebende Milchsäure- und Saccharomyces-Hefen enthalten, kosten weniger als Versicherungen oder eine Schachtel Zigaretten.

Viele behaupten auch zunächst: „Ich bin gesund und brauche keine Mikroorganismen."

Gesundheit ist aber mehr als die Abwesenheit von Krankheit. Jedes Jahr eine Erkältung, Frühjahrsmüdigkeit, Verdauungsprobleme, übelriechende Darmgase und unreine Haut – alles das wird heute fast schon als normal angesehen. Es lohnt sich immer, etwas für eine bessere Gesundheit zu tun.

Das Geheimnis eines langen Lebens

Unsaubere Luft, verschmutztes Wasser und belastete, naturverfremdete Lebensmittel fordern einen Tribut an Lebenszeit. Diese Missstände sind dringend zu bereinigen. Das geht nur, wenn viele Menschen umdenken und sich bewusst werden: Wir sind ein Teil der Natur und nur **mit** *der Natur können wir auf Dauer gesund und glücklich leben. Jeder Einzelne kann aber sofort – noch heute beginnend – über die Ernährung direkt auf seine zukünftige Lebensqualität und die verbleibende Lebensspanne positiv Einfluss nehmen. Im Alter ernten wir die Saat, die in den davor liegenden Jahrzehnten gesät wurde. Gesundes Wasser und mehr Bewegung an der frischen Luft sind eine Säule der Gesundheit. Eine weitere Säule ist das „Wurzelsystem" Darm. Erhalten oder machen Sie es zum Heilboden der Gesundheit statt zur Fäulnisgrube. Statt Selbstvergiftung Selbstversorgung aus dem Darm! Enzym-Gärgetränke sind ein Geschenk der Natur, um diese Säule zu stärken und sie können noch viel mehr: Sie können einen Teil der vorzeitig verbrauchten Lebensspanne zurückbringen!*

Auf den Spuren der Methusalems

Der Physiker Prof. E. Metschnikoff, Nobelpreisträger und 2. Direktor des berühmten Pariser Instituts Pasteur, war der erste Wissenschaftler des letzten Jahrhunderts, der die Ursachen der Langlebigkeit systematisch erforschte. Er suchte Völkergruppen, die ein hohes durchschnittliches Lebensalter erreichten, und studierte ihre Lebensgewohnheiten. Er fand sie in Bulgarien. In den dortigen Bergdörfern gab es eine erstaunlich hohe Anzahl rüstiger 100-jähriger. Einige hatten sogar ein wesentlich höheres Alter. Zwar konnte man damals nur schwer einen amtlichen Beweis für das tatsächliche Lebensalter finden, denn die Aufzeichnungen waren lückenhaft. In wenigen Fällen gelang aber der gesicherte Altersnachweis. Darunter war eine Frau, die laut Prof. Metschnikoff das stolze Alter von 143 Jahren erreichte! Die letzten Jahre ihres Lebens aß sie hauptsächlich nur Brot, Beeren und gelegentlich Kräuter und trank reichlich gegorene Getränke. Metschnikoff sah die Ursache dieser Langlebigkeit im dort reichlich verzehrten Joghurt. Im bulgarischen Joghurt entdeckte er eine bisher unbekannte Milchsäurekultur, die er „Lactobacillus bulgaricus“ nannte. Später fanden er und seine Mitarbeiter im Kaukasus ein weiteres Gärgetränk mit interessanten Eigenschaften – den Kefir.

Durch die Forschungen Metschnikoffs wurden Jahrzehnte später überall in Europa industriell hergestellte Joghurt- und Kefirprodukte angeboten.

Prof. Metschnikoff war davon überzeugt, dass ein hoher Anteil von über die Nahrung zugeführten Milchsäure-Bakterien in der Darmflora eine der Voraussetzungen für ein gesundes und langes Leben sei[31]. 1908 schrieb er in seinem Buch „Prolongation of life“[32], die Ursache vieler Krankheiten und ein vorzeitiger Tod seien Fäulnisprozesse im Dickdarm. *„Mit den verschiedenen Nahrungsmitteln, die der Milchsäuregärung unterworfen und im rohen Zustand verzehrt werden, haben die Menschen seit undenklichen Zeiten ungeheure Mengen von Milchsäuremikroben in ihren Verdauungskanal eingeführt. Auf diese Weise arbeiteten sie ganz unbewusst der schädlichen Wirkung der intestinalen Verwesungsvorgänge entgegen.“*

Wir sterben nicht, wir bringen uns um!

C. W. Hufeland (1762-1836)

Prof. Metschnikoffs Forschungen wurden bis heute vernachlässigt. Es gibt ab und zu kleinere Forschungsgruppen, die dieses spannende Thema aufgreifen, hauptsächlich in osteuropäischen und russischen Ländern. Aber meistens mangelt es an Forschungsgeldern. Deshalb wird auch in den Medien über die gesunde Kraft der Gärgetränke kaum berichtet. Investitionen in die Forschung lohnen sich aber nur, wenn über Patente das alleinige Herstellrecht gesichert werden kann. So können über höhere Verkaufspreise die Investitionen zurückfließen. Kefir und Co. sind jedoch nicht patentierbar. Ein echter Joghurt, der original kaukasische Kefir, russischer Kwass und soma-artige Enzym-Gärgetränke sind jedoch für die Gesundheit und für ein hohes Alter ein unschätzbar großer Schatz. Ich kenne kein anderes Naturprodukt, keine Heilpflanze, die so viel Gutes bringt. Dieses Geschenk für die Menschheit sollte endlich gebührend erforscht und genutzt werden!

Wesentlich intensiver werden einzelne Substanzen aus Lebensmitteln untersucht. Das ist finanziell lukrativer. Für reiche Amerikaner werden bereits teure Lebensverjüngungskuren angeboten. Diäten, Bewegung, Vitamine und Hormone sind die Hilfsmittel. Allein die Hormongaben kosten einen Monatslohn eines Durchschnittsverdieners. Aktivurlaub auf einem Bergbauernhof mit hausgemachtem Kefir und Joghurt wäre effektiver und preiswerter.

Es gibt noch einen zweiten wirksamen Ansatz, das Leben zu verlängern: spartanisch essen. In Tierversuchen wurde nachgewiesen, dass Mäuse wesentlich länger leben, wenn sie sehr wenig zu essen bekommen. Die bereits zitierte Forscherin Galina Schatalova hat ein „revolutionäres Konzept für ein langes Leben bei optimaler Gesundheit" entwickelt.[33] *„Sich nicht von der Natur zu isolieren, sondern mit ihr zusammenfließen, nach ihren Gesetzen zu leben, das ist der einzige Ausweg für diejenigen, die wirklich gesund sein wollen."* Sie geht davon aus, dass der menschliche Organismus ausschließlich auf pflanzliche Nahrungsmittel eingerichtet ist. Sie belegt, dass nicht nur die Nahrung als Energiequelle dient, sondern dass der Mensch auch den Stickstoff aus der Luft als Energiequelle nutzen kann. Ein Mensch, der nach dem System der „natürlichen Gesundung" lebt, käme mit einem Grundstoffwechsel von 250 bis 400 Kalorien täglicher Nahrungszufuhr aus. Der „praktisch gesunde, aber faktisch schon chronisch kranke Mensch" benötigt hingegen 1.200 bis 1.700 Kilokalorien. Und das ist mehr als nur eine abenteuerliche Theorie. Sie erbrachte mit Gleichgesinnten und einer entsprechenden Ernährung Höchstleistungen bei dieser kargen Kost. Sie könnte mit ihren Thesen die gesamte Ernährungswissenschaft revolutionieren. So liefert sie z.B. Beweise dafür, dass nicht nur

Pflanzen über die Arbeit der Mikroorganismen, sondern auch der Mensch den Stickstoff der Luft als Nahrungsquelle nutzen kann. Der Dickdarm wird bei der von ihr empfohlenen Kost angeblich zu einer Vitalstofffabrik und wärmt, wie ein Heizelement, den gesamten Körper. Ich rate allerdings davon ab, ohne entsprechende Vorbereitung und geeignete vegetarische Ernährung so extrem kalorienreduziert zu essen. Bei der üblichen Kost wäre eine katastrophale Unterversorgung mit Vitaminen und Mineralien die Folge.

Was ist nun der gemeinsame Nenner dieser beiden Forschungsrichtungen zur Lebensverlängerung, einerseits die Fäulnisverminderung im Darm und andererseits die vegetarisch orientierte Minimengenkost? Beides läuft darauf hinaus, die Fäulnis im Darm zu beseitigen und den Darm wieder als Vitalstofffabrik durch die Arbeit der gesunden Mikroorganismen zu nutzen.

Fäulnis im Darm kommt dadurch zustande, dass größere Mengen unausgenutzter Nahrungsbestandteile in den Dickdarm kommen. Wie Frau Schatalova schon provozierend sagt: „Wir fressen uns zu Tode."

Diese Fäulnis wirkt besonders giftig auf den gesamten Körper, weil einerseits bioaktive Mikroorganismen in der Nahrung fehlen und andererseits Substanzen wie Antibiotika und Schwermetalle das Wachstum krankmachender Bakterien und Pilze fördern. Was sich dabei genau abspielt und wie dem entgegen gewirkt werden kann, schildere ich in den nächsten Kapiteln.

Selbstvergiftung aus dem Darm

Prof. Metschnikoff war davon überzeugt, dass der Mensch bei bester Gesundheit weit über einhundert Jahre alt werden könnte, wenn es gelänge, die Fäulnisprozesse im Dickdarm zu unterbinden.

Nach dem Ersten Weltkrieg wurden von einigen Medizinern drastische Maßnahmen ergriffen, um bei einigen Patienten diese innere Selbstvergiftung zu beseitigen. Zuerst versuchten sie, durch Einläufe den Dickdarm komplett zu desinfizieren. Das gelang selbst mit den aggressivsten Mitteln nicht vollständig. Der Gesundheitszustand der Patienten verbesserte sich kurzfristig, verschlechterte sich aber anschließend erheblich.

Das Einzige, was dauerhaft hilft, ist auch hier, die Ursachen der Fäulnis zu beseitigen. Nach offizieller Schätzung leiden ein Viertel aller Menschen in den westlichen Industrieländern unter Verdauungsproblemen. Den Zustand der eigenen Verdauung kann jeder leicht selbst feststellen: Er ist umso schlechter, je mehr Toilettenpapier und Raumspray benötigt werden. Besonders die übelriechenden Blähungen sind mehr als alltägliche Unannehmlichkeiten. Sie werden durch Fäulnisbakterien im Dickdarm verursacht. Diese vergären unverdaute Eiweiße und Kohlenhydrate. Dabei entstehen toxische Gärungsalkohole, die so genannten Fuselalkohole, wie Methanol, Butanol und Propanol, außerdem stinkende Verbindungen wie Ammoniak, Indol, Kresol, Phenol und Skatol. Diese Giftstoffe belasten das menschliche Immunsystem erheblich. Die Praxis zeigt leider, dass auch Vollwerternährung mit viel Vollkorn und Rohkost kein ausreichendes Mittel ist, um diese Selbstvergiftung aus dem Darm zu bremsen. Der Chefarzt M. Zimmermann sagte dazu in einem Interview der Fachzeitschrift Naturarzt:[34] *„Nicht das, was wir essen, kommt uns zugute, sondern ausschließlich das, was wir verstoffwechseln können, oder in anderen Worten: Ernährung ist das Produkt von Nahrung mal Verdauungskraft.“* In diesem Zusammenhang verwies er auf den *„oft bemerkenswert unguten Gesundheitszustand von Rohköstlern oder auch von Vollwertköstlern“*. Die ohne Zweifel wertvolle und gesunde vollwertige Ernährung wird zunichte gemacht, wenn im Dickdarm Fäulnisprozesse ablaufen. Prof. K. Pirlet (ehem. Ordinarius der Universität Frankfurt) hält die *„Selbstvergiftung vom Darm, die intestinale Autointoxikation, für eine Krankheitsursache allererster Ordnung.“* Diese Erkenntnis hatte bereits vor hundert Jahren Prof. E. Metschnikoff, von dem ich schon ausführlich berichtete.

70 bis 80 Prozent unserer Abwehrfähigkeit stammen aus dem Darm. Störungen der Darmflora können sich daher in fataler Weise auf den Gesundheitszustand auswirken. Unter diesem Gesichtspunkt sollte uns

folgende Tatsache zu denken geben: 75% aller Mitteleuropäer beherbergen den schädlichen Hefepilz Candida albicans im Darm – klinische Studien belegen dies. Das bedeutet natürlich nicht, dass jeder dadurch ernstlich gefährdet ist,[35] denn, wie bereits dargestellt, trainieren kleine Mengen schädlicher Keime die körpereigene Abwehr. Im Normalfall wird Candida albicans über die Nahrung aufgenommen und dann von der gesunden Darmflora verdrängt.

Wichtig ist nicht die Anwesenheit schädlicher Keime, sondern wie das Immunsystem mit ihnen fertig wird.

Ein Nachweis lebender Darmpilze im Stuhl ist also kein Grund zur Panik.[35] Wichtig ist nicht die Anwesenheit dieser Parasiten, sondern wie das Immunsystem mit ihnen fertig wird. Das eigentlich Bedenkliche ist, dass diese Hefepilze immer häufiger in besorgniserregend hoher Anzahl auftreten.

Wie bereits dargestellt, wird die Abwehrkraft der Darmflora durch die moderne Ernährungsweise geschwächt. Im Normalfall bilden aber immer noch genügend körpereigene Mikroorganismen einen Schutzfilm und verhindern so das Anheften der Candida-Pilze an die Darmwand. Eine ernstliche Gesundheitsgefährdung wird damit vermieden. Allerdings belasten die Stoffwechselprodukte der Parasiten das Immunsystem auch, wenn sie sich nicht in die Darmflora einnisten. So weiß man aus japanischen Forschungsergebnissen, dass Candida albicans hochgiftige Fuselalkohole bildet, welche im Dünndarm zu Alkoholspiegeln von bis zu sechs Promille (!) führen. Der bereits erwähnte Dr. Zimmermann berichtet von völlig alkoholabstinenten Rohköstlern, in deren Blut man einen Alkoholspiegel von 0,6 Promille fand.[34]

Eine ernstliche Gesundheitsgefährdung besteht, wenn das ohnehin schon aus dem Gleichgewicht gebrachte Immunsystem zusätzlich geschädigt wird. Stark belasten können: Antibiotika, Stress, extreme Fehlernährung, Infektionen, manche Medikamente (z.B. Cortison, Chemotherapeutika), Chemikalien und Pestizide in Lebensmitteln, Schwermetalle (z.B. aus Zahnamalgamfüllungen), Nahrungsmittelallergien u.v.m.

Häufen sich diese negativen Einflüsse, bricht der Schutzwall der Darmflora an einigen Stellen zusammen. Gefährliche Pilzarten können dann nicht mehr abgewehrt werden. Sie heften sich an die ungeschützte Darmwand und bilden kleine Pilzkolonien. Dabei bilden sie Enzyme (z.B. SAP, Saure-Aspartat-Protease), welche die Darmwand durchlässig machen. Wenn sie erst einmal die Darmwand durchdrungen haben, können sie den gesamten Körper vergiften. Die Folgen sind laut Prof. S. Nolting, Hautklinik der Universität Münster: „*Blähungen, Verstopfungen, Durchfall, Magenschmerzen, Mundgeruch, Abgeschlagenheit, Heißhunger, Flirren vor den Augen, Übergewicht trotz Diäten, Muskel- und Gelenkschmerzen, Pickel, Hautausschläge, Pilzinfektionen der Scheide, Blasenentzündungen bis hin zur Erkrankung der Haut.*“

Die Hefen in soma-artigen Enzym-Gärgetränken wiederum wirken den zerstörerischen Enzymen der Darmpilze entgegen. Der Nachweis von Darmpilzen allein ist also völlig unerheblich. Eine saubere Pilzdiagnostik umfasst immer die Bestimmung der schädigenden Substanzen.

Bei Nahrungsentzug oder unzureichenden Antibiotika entwickelt Candida albicans nämlich Abwehr- und Überlebensstrategien, die ihn erst recht gefährlich machen. Bei einer ernsthaften Darmpilzerkrankung ist deshalb die Behandlung durch erfahrene Naturärzte oder Heilpraktiker erforderlich. Sie bekämpfen nicht nur den Darmpilz, sondern achten auch darauf, das geschwächte Immunsystem zu stärken. Besonders wichtig ist es, nach der Behandlung die gesunde Besiedelung der Darmflora wieder aufzubauen. Andernfalls wird sich der Pilz oft schon nach wenigen Tagen erneut im Darm einnisten. Wer einmal in einer feuchten und kühlen Zimmerecke einen Schimmelpilz an der Wand hatte, vermag dies leicht nachvollziehen. Wird die Wand nicht trockengelegt, ist der Pilz auf Dauer nicht zu beseitigen. Dagegen kann sich auf einer trockenen, gut gelüfteten Wand gar nicht erst Schimmel bilden. Diese Gesetze gelten für alle Mikroorganismen, ob also an der feuchten Wand oder im Darm, alles ist eine Frage des Milieus.

Bei einer gravierenden Störung der Darmflora empfehlen einige Mediziner zusätzlich zu den Milchsäure-Gärprodukten hochdosierte probiotische Lactobacillen einzusetzen. Die Ärztin und Darmpilzexpertin K. Keiner sagt: „*Durch spezielle Lebensmittel, wie z. B. Joghurtzubereitungen, können keine so hohen Keimzahlen zugeführt werden wie durch Medikamente. Die Patienten müssten kiloweise Joghurt essen, um eine therapeutisch wirksame Keimzahl zu erreichen. Dann hätten sie allerdings wieder Probleme mit den Massen an tierischem Eiweiß.*“[35]

Diese Erkenntnis ist nur teilweise richtig. Teilwahrheiten sind aber nicht selten die größten Irrtümer. Wenn Schulmediziner oder Ernährungswissenschaftler Gründe liefern, warum ein Naturprodukt nicht genügt und angeblich nur hochdosierte Präparate wirken, werde ich immer hellhörig. Sind Präparate wirklich besser als die Natur? Warum genügt hier die natürliche Form nicht? Was wurde übersehen? Wie löst die Natur dieses Problem? Und warum ist überhaupt der Darmpilz so verbreitet? Würden sich mehr Mediziner auch bei anderen Erkrankungen diese Fragen stellen, sähe es mit unserem Gesundheitssystem besser aus. Die Ärzte wären dann in erster Linie Gesundheitsberater und könnten sich den wenigen Kranken viel intensiver widmen.

Hochdosierte probiotische Lactobacillen können die noch vorhandenen gesunden Milchsäure-Bakterien im Darm verdrängen und so mehr schaden als nützen. Die Darmflora ist ein wunderbar ausbalanciertes Ökosystem, eine Symbiose aus Hunderten verschiedener Mikroorganismen. Mit einer Monokultur wird ein Ökosystem geschädigt, das weiß jeder Ökologe. Deshalb empfehle ich Präparate, die eine möglichst große Vielfalt an probiotischen Kulturen enthalten. Wenn die Erkenntnisse der Physik und der Ökologie auf probiotische Präparate übertragen werden, ergibt sich folgende Empfehlung: Ein gutes probiotisches Präparat sollte mindestens zwei verschiedene Bifido-Kulturen und mindestens 2 verschiedene probiotische Lactobacillus-Kulturen enthalten. Wenn dieses Produkt für den Dauergebrauch geeignet sein soll, sind weitere Lebensmittel-Kulturen (Saccharomyces-, Kefir-, oder Joghurt-Kulturen) sinnvoll und wichtig.

Der Schlüssel für den Erfolg und das Gleichgewicht ist die Vielfalt.

Masanobu Fukuoka Japanischer Ökopionier und Friedenspreisträger

Also meine hochgeschätzten Darmpilzexperten: Warum hält sich der Darmpilz Candida albicans so hartnäckig im Darm? Warum kommt er nach Darmspülungen, Behandlungen mit Antimykotika (Pilzgiften) und zuckerfreien Diäten so häufig schon nach kurzer Zeit wieder zurück?

Die einfache Antwort ist: Er erfüllt im Darm notgedrungen eine Aufgabe, die eigentlich die gesunden lebenden Hefen der gegorenen Getränke übernehmen – wenn der Mensch sie nur in ausreichender Menge trinken würde. Was dabei genau abläuft, schildere ich in den nächsten beiden Kapiteln.

Was haben Zahnfüllungen mit Darmpilzen zu tun?

Darmpilze sind ein Zeichen für eine Schwermetall-Belastung. Zahnfüllungen aus Amalgam bestehen neben Silber und Kupfer aus dem giftigen Schwermetall Quecksilber und dem hochgiftigen Zinn. Das Quecksilber kann sich im gesamten Organismus ausbreiten und die Nerven schädigen. Der Darmpilz Candida albicans und andere verwandte Hefepilze wachsen bei einer Schwermetall-Belastung durch Quecksilber besonders gut und binden dabei diese giftige Substanz. Der Pionier der Schwermetall-Entgiftung, Dr. Dietrich Klinghardt[36], stellte folgende These auf: Quecksilber wirkt auf die Zellen wie ein Atemgift und kann so den Zelltod verursachen. Um besonders das Gehirn vor einem derartigen Zelltod zu bewahren, geht das Immunsystem des Körpers mit den Hefepilzen im Darm einen „Handel" ein. Sie werden geduldet, um das Quecksilber zu binden und so vom Gehirn fern zu halten. Die Selbstvergiftung des Darmes durch die vom Hefepilz erzeugten Fuselalkohole und Pilzgifte ist das kleinere Übel im Verhältnis zum Zelltod im Gehirn. Wird der Darmpilz mit Antimykotika (Pilzgiften) bekämpft, steigt die Quecksilber-Konzentration im Gehirn. Das untermauert die These von Dr. Klinghardt.

Wie kann dieser Teufelskreis durchbrochen werden? Zuerst müssen dabei die Giftquellen, die Amalgamfüllungen der Zähne, sachgerecht entfernt werden. Die schwedische Association of Dental Mercury empfiehlt, mindestens zwei Monate lang vorher die Vitamine B, Vitamin C, Vitamin E, Magnesium, Zink und Selen einzunehmen. Akute und chronische Schwermetall-Belastungen müssen unbedingt von einem spezialisierten Naturarzt oder Heilpraktiker behandelt und ausgeleitet werden. Die fachgerechte Entgiftung ist wichtig. In der Regel werden dabei hochdosiert Vitamin C, Zink, Magnesium, Koriander und Algen verwendet. Die Alge Chlorella hat sich besonders bewährt. Auch Knoblauch, Zwiebeln oder Bärlauch binden Schwermetalle im Darm. Von einer Selbsttherapie ist abzuraten, da sowohl zu viel als auch zu wenig Algen nachteilige Wirkungen bringen können.

Eine wichtige Tatsache wird von den meisten Experten völlig übersehen: Nicht nur der schädliche Hefepilz bindet Schwermetalle, auch die nützlichen Hefen in den soma-artigen Enzym-Gärgetränken! Diese Hefen bilden schwermetallbindende Peptide (Eiweiße). Dadurch wird das toxische Schwermetall mit dem Protein fest verbunden und kann mit dem Stuhl ausgeschieden werden. Sollte Ihr Entgiftungsexperte diese Zusammenhänge noch nicht kennen, empfehlen Sie ihm bitte dieses Buch. Die Schwermetall-Entgiftung kann über Enzym-Gärgetränke mit einem großen Anteil an lebenden Hefen und kombiniert mit einer vegetarischen Kost erheblich verbessert werden.

Setzen Sie der täglichen Umweltbelastung eine tägliche natürliche Entgiftung entgegen!

Der alltäglichen Schwermetall-Belastung über Nahrung, Luft und Wasser können Sie auf einfache Weise entgegenwirken: Trinken Sie zusätzlich zu den gewohnten Getränken (Kräutertee, Grüner Tee, Apfelschorle, Rotwein sind besser als Kaffee) täglich gefiltertes und energetisiertes Wasser ***und*** 1 – 2 Gläser soma-artige Gärgetränke mit hohem Anteil an lebenden Hefen. Sie binden die Schwermetalle und helfen, sie auszuleiten. Gleichzeitig unterstützen sie die Reinigung von Blut und Lymphe und die Giftausleitung über die Nieren. Wer genügend Obst und Gemüse isst, kommt mit maximal 2,5 Liter Getränken pro Tag gut aus. Nur bei einer Wasserkur sind höhere Mengen üblich.

Die in den Gärgetränken gebildeten Polysaccharide und Enzyme helfen, das Schwermetall aus dem Bindegewebe zu leiten. Unter anderem Artischocken, Brennnessel, Koriander, Löwenzahn, Schafgarbe und Bärlauch oder Zwiebeln oder Knoblauch (Sie können Knoblauch durch Bärlauch oder Zwiebeln gleichwertig ersetzen) unterstützen die Entgiftung. Brennnessel entsäuert gleichzeitig den Magen und unterstützt die Regeneration von Leber, Nieren und Blase (wichtig für Langlebigkeit). Löwenzahn ist auch besonders wertvoll und sehr gesund. Die jungen Blätter eignen sich hervorragend als Salatbeilage. Auch spezielle Heilkräutertee-Mischungen sind hilfreich. Es gibt gute Heilkräuterbücher, in denen dieses Thema ebenfalls behandelt wird. Sie können natürlich „Ihren“ Arzt oder Apotheker fragen. Wenn diese Ihnen raten, die Gärgetränke wegzulassen, erkundigen Sie sich bitte, ob sie über die Wirkungen dieser Produkte informiert sind. Das ist selten der Fall. Leider ignorieren einige Mediziner die Heilkraft von Lebensmitteln und verwenden nur als Arznei zugelassene Präparate. Viele medizinische Therapien könnten zusammen mit einer maßgeschneiderten Ernährung und guten Gärprodukten wesentlich schneller und gründlicher wirken.

Quecksilber, Kupfer, Zinn und Silber sind übrigens starke Oxidantien. Sie beschleunigen die Zellalterung. Amalgamfüllungen können daher lebensverkürzend wirken. Deshalb ist es wichtig, mit einem guten antioxidativen Produkt dem entgegenzuwirken. Setzen Sie dabei nicht alleine auf Vitamine. Blaue Beeren, Grüner Tee, Kräuter und Gewürze mit einem hohen Gehalt an Bioaktivstoffen ergänzen Vitamine besonders gut und vervielfältigen deren positive Wirkung. Wichtig sind auch Magnesium, Zink und Selen.

Das von den Hefen erzeugte Antioxidanz, das reduzierte Glutathion, kann sogar die Schwermetallbelastung des Gehirns im Rahmen einer gut abgestimmten Entgiftungstherapie reduzieren. Wichtig ist, dass Sie viel gefiltertes und energetisiertes Wasser trinken. Auch mit Sauerstoff angereichertes Wasser ist empfehlenswert und fördert die Schwermetall-Entgiftung.

Trinken Sie soma-artige Enzym-Gärgetränke, viel gutes gefiltertes und energetisiertes Wasser und unterstützen Sie Ihre Entgiftung durch vegetarische Biokost, geeignete Wildkräuter, Saunagänge und viel Bewegung an der frischen Luft.

Sie können diese soama-artigen Enzym-Gärgetränke auch mit Säften ansetzen, die Zusätze von Zink enthalten (gibt es übers Internet oder Gesundheitsberater) oder aufgelöste Zinktabletten der Nährlösung zugeben. Das bringt gleich einen dreifachen Nutzen:

- Zink stärkt das Immunsystem und hilft, Schwermetalle zu verdrängen.

- Die lebenden Hefen bilden mit Zink besonders viel Superoxiddismutase (SOD). Dieses Enzym ist ein wirksames Antioxidanz und wirkt vorzeitiger Alterung entgegen. Es gilt zusammen mit anderen von Mikroorganismen produzierten Enzymen als ein Geheimtipp zur Verjüngung. SOD sorgt wiederum dafür, dass Zink im Körper besser arbeiten kann.

- Sowohl Zink als auch die Mikroorganismen der gegorenen Lebensmittel bringen die körpereigene Abwehrtruppe auf Trab. Die Anzahl der T-Lymphozyten sowie der T-Helferzellen, die natürliche Killertruppe des Körpers gegen Krankheitserreger, kann bei einem geschwächten Immunsystem so weit über 300% gesteigert werden. Bei einer Schwermetall-Belastung werden diese Killerzellen reduziert, deshalb ist eine Aktivierung des Immunsystems extrem wichtig.

Besonders lebende Saccharomyces-Hefen haben in der Abwehr von Hefepilzen im Darm einzigartige Fähigkeiten, die durch nichts anderes so gut erfüllt werden können. Darüber handelt das nächste Kapitel.

Frau M. Marinova gab mir noch einen wichtigen Hinweis aus der osteuropäischen und zentralasiatischen Volksheilkunde, der bei allen Entgiftungskuren berücksichtigt werden sollte:

Auf Wasser basierende Entgiftungskuren, z.B. über Gärgetränke und Kräutertees, sollten immer mit auf Öl basierenden Entgiftungskuren kombiniert werden – und umgekehrt. Eine auf Öl basierende Entgiftungsmethode nennt sich Ölziehkur.

Diese Kur hat sich in den genannten Ländern sehr bewährt. Ähnliche Methoden sind im Ayurveda und in der tibetischen Heilkunst beliebt. Dabei wird z.B. Sonnenblumenöl, Olivenöl oder Sesamöl im Mund solange über Zähne, Zunge und Gaumen bewegt (gelutscht), bis das Öl milchig-weiß wird (ca. 15 Minuten lang). Dieses Öl nimmt dabei öllösliche Körpergifte auf und wird deshalb ausgespuckt. Danach müssen die Zähne gut gereinigt werden. Im Buchhandel gibt es weiterführende Bücher zu diesem Thema. Verwenden Sie vorzugsweise heimische Pflanzenöle und nur in Bio-Qualität.

Die natürliche Anti-Pilz-Waffe

Candida albicans bildet häufig gemeinsam mit Schimmelpilzen und Bakterien äußerst widerstandsfähige Lebensgemeinschaften. Es wäre daher logisch, hier eine ebenso schlagkräftige probiotische Lebensgemeinschaft entgegenzustellen.

Eine Kombination von lebenden Saccharomyces cerevisiae mit lebenden probiotischen Lactobacillen ist besonders wirksam, um darmschmarotzende Hefe- und Schimmelpilze zu verdrängen. Auch in diesem Punkt konnte die Wissenschaft den Wert soma-artiger Enzym-Gärgetränke bestätigen, denn diese bestehen ja aus einer Lebensgemeinschaft von Lactobacillen und Hefen. Diese Symbiose erzeugt während der Gärung ein vielfältigeres Angebot an natürlichen Probiotika, Vitaminen und Enzymen als Hefen allein es könnten. Durch entsprechende Gärgetränke zur Unterstützung der ärztlichen Therapie können auch bei Hauterkrankungen wie Schuppenflechte und Neurodermitis sehr gute Ergebnisse erzielt werden. Diese Mikroorganismen ergänzen sich ideal in der Abwehr von Krankheitserregern und Darmpilzen. Bisher setzen Mediziner Saccharomyces-Hefen oft nur in der ärztlichen Therapie bei Akne oder Diarrhö (Durchfall) ein. Das liegt vermutlich daran, dass die wichtige Rolle der lebenden Saccharomyces-Hefezellen für das Gleichgewicht der Darmflora erst seit kurzem in voller Tragweite wissenschaftlich erkannt worden ist.

Ein starkes Team: Lactobacillen und Saccharomyces-Hefen

Neben den bereits geschilderten Vorteilen verringern Saccharomyces cerevisiae und Saccharomyces boulardii **Candida-Infektionen.**[37] Auch gegen andere pathogene Keime unterstützen sie wirkungsvoll die Abwehr, wie Clostridien, Salmonellen, Infektionen in der Vagina und Cholera-Erreger. Sie stärken das Immunsystem und helfen bei leichten Fällen von Crohn-Erkrankungen. Medizinisch erforscht und eingesetzt wird Saccharomyces boulardii. Saccharomyces-Hefen müssen in lebender und unveränderter Form eingenommen werden, um aktiv schädigende Keime verdrängen zu können. Bierhefe oder flüssige Hefezubereitungen können das nicht. Frisch gebrautes Bier, Federweißer und soma-artige Enzym-Gärgetränke enthalten dagegen reichlich lebende Saccharomyces-Hefen. Da sie sich genau wie die Hefepilze im Darm von Zucker ernähren, machen sie Candida albicans und ähnlichen Hefepilzen die Nahrung streitig. Während Darmpilze den Körper mit giftigen Stoffwechselprodukten belasten, erzeugen Saccharomyces-Hefen nützliche Vitalstoffe.

Ernährung ***ohne*** **lebende Saccharomyces-Hefen** bedeutet also bei einer Schwermetallbelastung und einem Darmpilzbefall: **Selbstvergiftung aus dem Darm**, giftige Fuselstoffe werden produziert.

Ernährung ***mit*** **lebenden Saccharomyces-Hefen** aus frisch gegorenen Getränken oder Präparaten bedeutet dagegen, dass der Darmpilz verdrängt wird. Die Vitalstoffproduktion steigt, Giftstoffe werden gebunden und ausgeschieden.

Das ist eine wichtige Hilfe, um den Darm von der „Fäulnisgrube" zur Vitalstofffabrik umzustelllen. Wie gesagt, die Überfrachtung des Dickdarms mit Massen an unverdautem Eiweiß und Kohlehydraten muss gleichzeitig vermindert werden. Ein besonderes Problem sind fettreiche tierische Eiweiße (z.B. Schweinefleisch, Wurst, rotes Fleisch). Sie werden erheblich schwieriger verdaut als pflanzliche Eiweiße. Manche Vegetarier ersetzen Fleisch durch Unmengen an Milch und Käse. Auch dieses „weiße Fleisch" belastet die Verdauungsorgane. Weniger tierisches Eiweiß und mehr Pflanzenkost mit Kräutern und Gewürzen und gegorenen Lebensmitteln stabilisiert das Gleichgewicht der Gesundheit.

Schädliche Darmpilze können Zucker direkt verwerten. Sie leben von unserer Lust auf Süßes und aufgrund einer geschwächten Abwehr. Milchsäure, Milchsäure-Bakterien (Lactobacillus) und Lebensmittelhefen (Saccharomyces) stärken diese Abwehr wirkungsvoll.

Besonders Personen, die unter Darmpilzbefall litten oder leiden, können mit Hefe verarbeitete Lebensmittel wie Brot, Hefegebäck, Flaschenbier, Würzsoßen häufig nicht mehr vertragen; sogar allergische Reaktionen treten auf. Kein Wunder, dass immer mehr Allergologen vom Verzehr hefehaltiger Nahrungsmittel abraten. Durch die Verarbeitung der Hefe kommt es häufig zu einer Veränderung (Denaturierung) der Eiweißbestandteile. Diese denaturierten Eiweiße können das Immunsystem belasten. Allergische Reaktionen auf die frischen Saccharomyces-Hefen wurden nicht festgestellt; im menschlichen Immunsystem fanden sich keine spezifischen Antikörper gegen lebende Saccharomyces boulardii bzw. cerevisiae. Diese probiotische Saccharomyces-Hefe erfüllt eine wichtige Aufgabe im Ökosystem Darm.

Fastenkuren mit viel Bewegung an der frischen Luft können – fachgerecht durchgeführt – ein wahrer Jungbrunnen sein. Bei einer starken Verpilzung können Fasten oder Diäten aber den Darmpilzen das Tor zur Besiedelung des gesamten Körpers öffnen. Generell wird davor gewarnt, Candida albicans ***allein*** durch eine kohlenhydratarme Diät oder durch eine Fastenkur auszuhungern. Auch der laienhafte Gebrauch scheinbar unbedenklicher Naturarzneien wie Teebaumöl, Essig oder Grapefruitkernextrakt kann genau das Gegenteil von dem erwünschten Effekt bewirken. Wie bereits dargestellt, entwickelt der Darmpilz Überlebensstrategien. Wenn er im Darm nicht mehr genügend Zucker bekommt, sucht er diesen im Blut und versucht, zu diesem Zweck die Darmwand zu durchbrechen. Eine gesunde Darmflora und Lebensmittel mit großem Gehalt an lebenden Milchsäure- und Saccharomyces-Hefen verhindern dies. Ist die Darmbarriere jedoch geschädigt und fehlen die gesunden bioaktiven Mikroorganismen, kann der Darmpilz sein zerstörerisches Werk auf den übrigen Körper ausbreiten. Deshalb sollten vor, während und nach Fastenkuren Menschen

Achtung: Diät- und Fastenkuren!

mit geschädigter Darmflora immer reichlich milchsaure Gärprodukte und soma-artige Enzym-Gärgetränke bzw. Gärprodukte mit lebenden Hefen trinken, also die Kombination von Milchsäure- und Hefekulturen.

Ich habe schon Menschen kennen gelernt, die oft fasten (viermal im Jahr) und total verpilzt waren – nicht nur im Darm. Trinken diese dann sofort größere Mengen an soma-artigen Gärgetränken, sterben die Darmpilze so rapide ab, dass die dabei freigegebenen Pilzgifte das Immunsystem überfordern. Deshalb sollte die Menge derartiger Getränke schrittweise gesteigert werden:

Biologische Darmreinigungskur:

Trinken Sie täglich ein Glas milchsauer vergorenen Gemüsesaft oder ein kleines Gläschen Brottrunk. Zusätzlich trinken Sie milchfreie soma-artige Gärgetränke* in steigender Menge:

4 Tage ein Glas (200 ml), dann 4 Tage zwei Gläser (300-400 ml), anschließend 4 Tage lang einen Liter täglich, danach wieder 4 Tage lang zwei Gläser. Kombucha ist ungeeignet, weil auch Hefepilze darin gut wachsen.

Die Lebendhefe Saccharomyces gehört, über die Gärgetränke zugeführt, von Natur aus zur gesunden Darmflora! Zusammen mit milchsauren Gärprodukten und Milchsäure-Bakterien und den Ballaststoffen aus Gemüse und Getreide bildet sich ein biologischer „Besen“, mit dem darmschmarotzende Parasiten, Krankheitskeime und deren Gifte regelrecht „ausgekehrt“ werden.

---

* Milchfreie soma-artige Gärprodukte sind wegen der weit verbreiteten Milchzucker-Unverträglichkeit vorzuziehen. Ideal ist es, wenn zusätzlich probiotische Milchsäure-Bakterien eingenommen werden. Es gibt soma-artige Gärgetränke, die diese bereits enthalten, wie z.B. „Trank des Lebens“ vom Veela Bioaktiv Forschungsinstitut in Hamburg.

Mit dieser biologischen Darmreinigungskur werden auch die schädigenden Bakterien und Hefepilze aus den schwer zugänglichen Darmausstülpungen, die so genannten Divertikel, vertrieben. Brottrunk oder andere milchsaure Gärprodukte sind außerordentlich wertvoll, genügen aber alleine nicht. Zwar wird dadurch der Darmpilz im normalen Darm verdrängt und lässt sich auch im Stuhl kaum noch nachweisen. Aber das täuscht. Er sucht sich in diesen Divertikeln Rückzugsnester und wartet nur auf seine Chance.

Wie das in der Praxis aussehen kann, zeigt folgende Geschichte einer begeisterten Brottrunkanhängerin:

Früher litt sie unter einer Darmpilzinfektion und hatte sogar Candida Pilze unter den Fingernägeln. Mit Brottrunk und einer Salbe aus der Apotheke konnte sie dies scheinbar heilen. Darmpilze waren im Stuhl nicht mehr nachweisbar und der Fingernagelpilz ging nach längerer Behandlung zurück. Aber irgendwie fühlte sie sich trotzdem häufig energielos. Da ihr Darm immer noch geschädigt war und ihre Schwermetall-Belastung nicht erkannt und saniert wurde, konnte der Brottrunk die Darmpilze nur „in Schach halten", aber nicht gesunde Verhältnisse im Darm wiederherstellen. Der Pilz hatte sich lediglich in diese Rückzugsnester verzogen und sorgte durch seine giftigen Stoffwechselprodukte für eine ständige Belastung des Immunsystems. Als sie Jahre später eine Trinkkur mit einem soma-artigen Enzym-Gärgetränk durchführte, trat plötzlich der Fingernagelpilz wieder auf. Sie war total empört und wollte dieses Produkt nicht mehr verwenden. Es kostete den Heilpraktiker viel Mühe, ihr zu erklären, was geschehen war. Das Gärgetränk hatte die Pilznester in den Darmausstülpungen durchspült und die dort versteckten Pilze vertrieben, weil eine große Anzahl lebender Mikroorganismen auch dort aufräumen können, wo einfach nur milchsaure Produkte wenig bewirken. Während der nun erneut angeschobenen Heilungsphase durchläuft der Körper alle Stufen der Symptome wieder rückwärts bis zur vollständigen Heilung. Das heißt, dass auch die nicht ursächlich ausgeheilte, sondern nur zurückgedrängte Hautpilzerkrankung wieder auftritt, um nun endgültig durch die Selbstheilungskräfte des Körpers auszuheilen. Nach einer Schwermetall-Entgiftung, Ernährungsberatung und anschließender

Darmreinigungskur mit soma-artigen Enzym-Gärgetränken war das Darmpilzproblem endgültig beseitigt. Dabei wurden zusätzlich die Produkte zur Darmreinigung nach Robert Gray (USA)[38] eingesetzt, die es auch in Europa gibt. Sie enthalten Aloe Vera, Kräuter und so genannte „Massebildner". Das sind pflanzliche Ballaststoffe wie Flohsamen.

Flohsamen sind ein alt bewährtes Mittel zur Darmreinigung und wirken als sanftes Abführmittel. Sie sind die Samen des Wegerichs (Plantago). Im Darm quellen sie und bilden einen schützenden, heilsamen Schleim. Sie wirken bei Verstopfung und interessanterweise auch bei Durchfall. Flohsamen helfen auch bei Reizdarm, schwerwiegenden Dickdarmentzündungen und Crohn-Krankheiten.[19] Bei leichter Darmträgheit oder Diäten haben sich zur Unterstützung der Darmtätigkeit neben Gärgetränken und ballaststoffreicher Kost Apfel- oder Citrusfasern als Massebildner bewährt.

Derartige Massebildner, wie die Gray-Produkte oder Flohsamen, sind praktisch der grobe Besen für die Darmreinigung. Gärgetränke und gegorene Lebensmittel sind der Wischlappen und der kleine Schwamm für die Ecken. Es ist immer sinnvoll, das Problem gleichzeitig von mehreren Seiten anzugehen.

Flohsamen halten den Stuhl weich. Deshalb wirken sie besonders zusammen mit soma-artigen Enzym-Gärgetränken wirksam gegen Hämorrhoiden. Zusätzlich eine gute Salbe oder Zäpfchen aus der Apotheke, nach jedem WC-Besuch das Hinterteil kalt duschen und mehr Bewegung, und die Hämorriden sollten bald der Vergangenheit angehören.

Bei allen schwerwiegenderen Darmproblemen und Erkrankungen, wie starken Hämorrhoiden, ist natürlich immer ein Naturarzt oder Heilpraktiker zu Rate zu ziehen. Gute Darmreinigungs-Spezialisten kennen die oben genannten Zusammenhänge. Achten Sie darauf, dass sich der Arzt oder Heilpraktiker auch mit den guten Wirkungen der Gärgetränke auskennt und diese in die Therapie mit einbezieht. Leider sind soma-artige Gärgetränke und die wichtige Rolle der lebenden Saccharomyces-Hefen den meisten Medizinern unbekannt.

Wissenswertes aus der Hefeforschung

Nachfolgend sind hier alle wichtigen Forschungsergebnisse stichpunktartig zusammengestellt.

Die Hefen **Saccharomyces cerevisiae** und **S. boulardii** können ***in lebender Form*** in folgender Weise positiv auf das Immunsystem und den Darm wirken:

- Förderung einer gesunden Darmflora: Grampositive Keime, z.B. Lactobacillen, werden durch den Vitamingehalt der Hefen synergistisch in ihrem Wachstum gefördert.

- Aktivierung der Darmenzyme (Disaccharidasen),

- Stimulierung des Immunsystems, z.B. Phagozyten, Lymphozyten und Makrophagen. Die Aktivität des körpereigenen Immunsystems wird erheblich gesteigert, insbesondere die so genannten „Killerzellen" (T-Lymphozyten), die u.a. Krebszellen vernichten können.

- Nahrungsentzug von Candida albicans durch Steigerung der Aktivitäten zuckerabbauender Enzyme, z.B. Saccharase, Lactase, Maltase, Zucker (Disaccharide) werden gespalten und dann resorbiert.

- Abwehr pathogener E.coli-Bakterien: Sie können mit ihren Oberflächenanhängseln an Hefezellen gebunden werden, sodass sie sich nicht an die Darmwand anheften können,

- Verhinderung der Anheftung pathogener (krankheitsfördernder) Keime, indem die Hefen die Darmwand auskleiden,

- Bindung von Enterotoxinen (Darmgiften) an die Hefezelle, die so mit dem Stuhl ausgeschieden werden,

- Reduktion von Candida-Infektionen; wirkt dem Eindringen von Candida albicans durch die Darmwand ins Blut entgegen.

- Positive Wirkungen auf die Haut durch den Vitamin B-Gehalt der Hefen.

- Bessere Aufnahme und Verwertung von Vitaminen, Mineralien, Spurenelementen aus der Nahrung durch die Enzymproduktion der Hefen (Aufspaltung und Transport zu den Zellen).

- Saccharomyces-Hefen werden im lebenden Zustand auch von Hefe-Allergikern gut vertragen, da sie keinen allergenen Charakter haben.

- Der Ansiedelung problematischer Keime und allen darauf folgenden gesundheitsschädigenden Mechanismen wird entgegengewirkt, wenn während und nach einer Antibiotikatherapie *gleichzeitig Hefe- und Milchsäure-Bakterien in aktiver Form* zugeführt werden. Bei Anwesenheit von Hefen werden die pathogenen Bakterien an die Hefe-Zellwand gebunden und dann zusammen ausgeschieden.

- Bei Diarrhö (Durchfall) wirken Saccharomyce-Hefen vorbeugend.

Joghurt früher und heute

Die industriell hergestellten Joghurt- und Kefirprodukte konnten den allgemeinen Gesundheitszustand der Konsumenten nicht nachweisbar verbessern. Überall auf der Welt, wo die Zivilisation und die industrielle Produktion Einzug hielt, wo vermehrt Fertigprodukte verzehrt werden, wo statt einer innigen Verbundenheit mit der Natur der Stress der täglichen oft naturfremden Arbeit vorherrscht, bezahlen die Menschen eine gesteigerte Lebenserwartung mit einem extrem gesteigerten längeren Siechtum. Gesteigerte Lebenserwartung, was heißt denn das?

In den vergangenen Jahrhunderten gab es große Hygieneprobleme und daher viele Seuchen, extrem karge Lebensverhältnisse mit katastrophaler Mangelernährung, sodass allein die Säuglingssterblichkeit sehr groß war. Auch faule Zähnen forderten viele Opfer – darauf gehe ich am Ende des Buches näher ein. Außerdem dezimierten zahlreiche Kriege die Bevölkerungszahl. Kein Wunder, dass die statistisch ermittelte durchschnittliche Lebenserwartung so niedrig war. Allein durch die Beendigung der Hygieneprobleme und die Bekämpfung der Seuchen stieg die durchschnittliche Lebenserwartung rapide. Aber länger leben bedeutet leider selten länger gesund bleiben. Der Wirtschaftsstatistiker Prof. Krämer sagte dazu in einem Spiegel-Gespräch: *„Der Abstand zwischen dem, was machbar ist, und dem, was finanzierbar ist, wird dramatisch zunehmen, genau wie die Zahl der Kranken: Sie wird ungeheuerlich wachsen. ... Noch nie gab es so viele Sieche in Deutschland. 3 Millionen Menschen haben Gallensteine, 4 Millionen Leberschäden, 15 Millionen Bluthochdruck. Jeder dritte ist Allergiker und jeder fünfte psychisch krank. ... Heute haben wir Millionen Menschen, die gerade wegen der guten Medizin nicht sterben, aber auch nicht gesund sind.“*[39]

Das bedeutet im Klartext: Das öffentliche Gesundheitswesen wird bald kaum noch etwas dazu beitragen können, dass wir länger leben und länger gesund bleiben – das wird einfach zu teuer. Die Leistungen werden sich darauf beschränken, die Arbeitsfähigkeit sicher zu stellen. Die Zahl der Alten und Gebrechlichen wird dramatisch zunehmen.

Wer will schon alt und gebrechlich sein? Lieber uralt werden und dabei fit und vital bleiben! Das Einzige, was verlässlich helfen wird, ist, ***rechtzeitig*** die Eigeninitiative zu ergreifen und ***vorzubeugen.*** Die Stärkung der Selbstheilungskräfte, die Entgiftung des Körpers und die Verbesserung der Verdauung sind wirksame Mittel, um dieses Ziel zu erreichen. Bifidus, Lactobacillus, Saccharomyces und Co. können uns dabei ideal unterstützen. Wir müssen ihnen nur wieder einen Platz in unserer Ernährung einräumen.

Die ursprünglichen Gärprodukte wurden den Bedürfnissen der Industrie angepasst. Sie sollen lange im Kühlregal haltbar bleiben und auch noch nach Wochen wie am ersten Tag schmecken. Das geht nur zu Lasten der biologischen Aktivität derartiger Produkte. Ich bin davon überzeugt, dass die ursprüngliche frische Zubereitung der Gärprodukte eine große Rolle für die gesunde und lebensverlängernde Wirkung spielt.

Die bulgarische Wissenschaftlerin, Frau M. Marinova, brachte es auf den Punkt: *„Alle Joghurts, die länger als 14 Tage haltbar sind, haben nicht die Kraft, lebensverlängernd zu wirken. Wenn wir in Bulgarien einen Kuchen zubereiten, nehmen wir Natron und unseren selbstgemachten Joghurt. Damit geht der Kuchen auch ohne Backpulver auf. In Europa habe ich noch keinen Joghurt gefunden, mit dem dies so gut funktioniert, sie haben zu wenig Milchsäure."* Herkömmliche Molkereiprodukte bekommen gar nicht mehr die Zeit, um von Natur aus zu reifen und viel Milchsäure zu bilden. Stattdessen werden extern auf speziellen Nährlösungen vermehrte Milchsäurekulturen dazugegeben, um die Reifezeit abzukürzen.[1,2] Damit entstehen natürlich auch weniger Vitalstoffe und gesunde organische Säuren. Welch ein Unterschied zum original bulgarischen Joghurt. Frau Marinova schilderte mir genau die Zubereitung und die vielen Vorzüge derartiger hausgemachter Gärprodukte: *„Erst einmal wird die Milch von Schafen, Kühen oder Ziegen verwendet, die noch draußen weiden dürfen. Dann wird die Milch kurz erhitzt und in Tonkrüge gegeben. Es kommt etwas frischer Joghurt dazu. Diese Tonkrüge werden liebevoll mit Schafsfell umhüllt und die Mikroorganismen können so wohlbehütet ihre Arbeit verrichten. Dieser Joghurt ist wirklich gesund. Mit Honig vermischt ergibt sich ein hervorragendes Stärkungsmittel."* Schafsfell hält wirksam Schadstoffe und schädliche Strahlungen fern. Wollmatten werden in Ökohäusern verwendet, um die Raumluft zu entgiften. Sie können sogar gasförmige Gifte fest binden. Darauf wies mich der Ökopionier und Naturtextilienexperte Dipl.-Ing. Paulus J. Lehmann hin.[40]

Gesunde Knochen für 120 Jahre Leben

So etwas wie den original bulgarischen Joghurt wird es in Supermärkten wohl nie geben. Vielleicht irgendwann für viel Geld in Kapseln. So ein echter Joghurt mit Milch von glücklichen Ziegen oder Schafen bietet noch weitere Vorteile: Durch das Weiden im Sonnenlicht bildet sich über die Haut der Tiere Vitamin D. Die Kühe der westlichen Massenbetriebe stehen dagegen meistens im dunklen Stall. Ohne Sonnenschein entsteht auch kein Vitamin D. Wer Tiere so verachtet, hat auch keine gute Milch verdient. Die Heilsubstanzen der Kräuter von den saftigen Naturwiesen steigern ebenfalls den Wert der Milch. Pestizide und Chemiedünger sind dort noch mangels finanzieller Mittel überall selten. Ein kleines Stückchen von dieser heilen Welt bekommen Sie in den Industrieländern von biologisch arbeitenden Betrieben, wo die Kühe öfter auf die Wiese gelassen werden, keine Silage und kein Chemiedünger eingesetzt wird und der Joghurt noch traditionell ohne Starterkulturen reifen darf. Was bringt Bio-Joghurt oder Bio-Käse aus Vitamin-D-haltiger Milch von sonnengebadeten Kühen für die Langlebigkeit? Nun, stabile Knochen, um Ihren Körper 120 Jahre zu tragen.

Die Milchindustrie und auch Ernährungswissenschaftler raten, viel Milch zu trinken, um Knochenschwund (Osteoporose) entgegenzuwirken. Milch enthält viel Kalzium und Knochen bestehen überwiegend daraus. Das Merkwürdige ist nur: In den westlichen Ländern wird reichlich Milch getrunken und trotzdem ist Knochenschwund schon fast eine Volksseuche. Woran könnte das liegen? Es gibt Hinweise, dass Eiweiße der Milch die Aufnahme von Kalzium behindern. Außerdem ist es bewiesen, dass gesunde Knochen Kalzium nur zusammen mit Vitamin D aufbauen können. Die Milchsäure-Bakterien wiederum sorgen dafür, dass Kalzium über den Darm besser aufgenommen wird. Deshalb sind Käse, Kefir und Joghurt bessere Kalziumquellen als Milch. Grundvoraussetzung ist allerdings eine gesunde Darmflora.

Gesunde Knochen benötigen aber noch mehr als nur Vitamin D und Kalzium. Die wichtigsten Komponenten sind:[41] Bewegung (also Belastung der Knochen), Magnesium, Phosphor, pflanzliches Silizium,

Fluoride, Bor, Mangan und die Vitamine C, K und B 12. Fluoride aktivieren den Bau neuer Knochenzellen, Vitamin B 12 sorgt für die Herstellung von sehr viel Knochenzellen und Vitamin K wirkt einem Abbau von Knochenmasse entgegen. Vitamin K wird von den Bakterien im Darm nur dann ausreichend gebildet, wenn die Darmflora gesund ist. Besonders Vitamin-C-reich sind Acerola (westindische Kirsche), Guave, Hagebutte, schwarze Johannisbere, Orange, Paprika und Sanddorn. Sanddornbeeren sind heimische Spitzenreiter im Vitamin-C-Gehalt und fördern den Kreislauf. Vitamin B 12 ist reichlich in Austern, Geflügelleber, Hering und ausreichend in Käse, Joghurt und Kefir enthalten.[42] Bor befindet sich in Obst und besonders reichlich in getrockneten Aprikosen. Beste natürliche Quellen für Mangan sind Vollkorngetreide, Nüsse, grünes Blattgemüse, Erbsen und Rote Bete.[43] Phosphor ist bei der heute üblichen Ernährung mehr als genug vorhanden.

Spinat enthält wie Rhabarber Oxalat. *„Diese Substanz bindet Kalzium komplett, damit können Sie kein Gramm Kalzium aufnehmen"*, warnt der Ernährungswissenschaftler Dr. Michael Colgan (San Diego, USA). Er schreibt: *„Für ein optimales Zusammenspiel müssen alle an einem bestimmten Prozess beteiligten Nährstoffe in ausgewogener Menge zueinander vorhanden sein. Wenn Sie einzelne Nährstoffe, wie z.B. Kalzium in überschüssigen Mengen monatelang zu sich nehmen, können Sie möglicherweise eine leichte Zunahme der Knochendichte feststellen. Es wird aber keine normale oder gesunde Zunahme sein. Sie werden zudem eine Zunahme der Kalziumablagerungen in den Arterien, eine pathologische Verkalkung des weichen Gewebes und eine starke Zunahme des Kalziums im Urin beobachten."*[44]

Neuere Studien, durchgeführt von Dr. Robert Neilsen und seinen Kollegen am USDA Human Nutrition Research Center (USA), zeigen, dass ohne ausreichend Magnesium mit zunehmendem Lebensalter die Knochen rasant Knochenmasse verlieren.[45] Milch ist im Verhältnis zum Gehalt an Kalzium arm an Magnesium. Eine zusätzliche Magnesiumversorgung ist besonders bei einem Verzehr von Milchprodukten wichtig. Auch bei Darmstörungen und Durchfall verliert der Körper viel Magnesium. Das äußert sich häufig durch ein taubes Kribbeln an den Gliedmaßen.

„Vor allem Casein, Lactalbumin und Eier-Eiweiß ... können Ihre Kalziumspeicher ernsthaft entleeren, wenn sie die Hauptquelle für Protein in Ihrer Ernährung darstellen.“[44] Casein und Lactalbumin sind Eiweiße der Milch. Sie sind in Nahrungsergänzungs-Produkten für Sportler oder in Diätgetränken weit verbreitet, weil sie um ein Vielfaches billiger sind als pflanzliche Eiweißquellen. Wenn diese Studien stimmen, dürfte ja einiges auf die Diätanhänger im Alter zukommen, die sich mit Milcheiweiß-Getränken um eine schlanke Figur bemühen. Wer möchte schon mit sechzig Jahren mit einem Warnschild durch die Gegend laufen: Achtung zerbrechlich. Auf das vermutete Diabetesrisiko durch Molke wies ich bereits hin. Bei Diätgetränken zur Gewichtsreduktion ist eine wirklich gesunde Lösung mit pflanzlichen Eiweißen, Ballaststoffen, allen nötigen Mineralien und Kräutern kaum unter 2,50 € pro Portion zu realisieren. Das sollte Ihnen Ihre Gesundheit wert sein.

Knochen brauchen Belastung, das Zusammenspiel verschiedener Mineralien, Spurenelemente und Vitamine. Milchsäure-Bakterien sorgen für die bessere Verfügbarkeit.

Für stabile Knochen sorgt auch eine milchfreie, abwechslungsreiche, vegetarische Ernährung, wenn der Darm in Ordnung ist und gegorene milchsaure Getränke verzehrt werden. Die gibt es auch ohne Milch. Milch ist eigentlich von Natur aus für die Kälber da, und nur was übrigbleibt und von alleine durch milchsaure Gärung sauer wird, wurde traditionell vom Menschen verzehrt. Viele Menschen haben, ohne es zu wissen, eine Milchunverträglichkeit. Der Milchzucker in der Milch (Lactose) wird mit zunehmendem Lebensalter von speziellen Enzymen im Darm nicht mehr so gut abgebaut. Auch das erzeugt Darmprobleme. Aloe Vera-Getränke lindern diese Probleme, beseitigen aber nicht die Ursachen. So überdecken sie die Warnsignale des Körpers, was langfristig zu noch größeren Darmschädigungen führen kann. Nur ein kleiner Prozentsatz der erwachsenen Menschen in Europa hat von Natur aus genügend milchzuckerabbauende Enzyme.

So stärken Sie Ihre Knochen rein pflanzlich

Ideale Lieferanten für pflanzliches Silizium sind Hirse, Brennnessel und grüne Bohnen. Hier liegt das Silizium als Kieselsäure organisch gebunden vor, so wie es der Stoffwechsel kennt. Kieselerde (in Reformhäusern) ist dagegen anorganisch. Reich an Fluoriden sind schwarzer und grüner Tee, Steinpilze, Vollkorn, nicht jedoch Weißmehl.[42] Viel Magnesium enthalten folgende Pflanzen: Bananen, Bohnensamen, Cashewnuß, Hagebutte, Mangold, Sojabohnen, Tofu und Sonnenblumenkerne.[43] Ihren Kalziumbedarf decken Sie vegetarisch am besten über Grünkohl, Hagebutte, Kakao, Mangold, Rhabarberkuchen, Rüblitorte (Karottentorte).[42] Sanddornbeeren enthalten Vitamin B 12. Die Milchsäurekultur Bifidus in probiotischen Produkten erzeugt ebenfalls Vitamin B 12. Besonders reich an den übrigen Vitaminen, Mineralien und Spurenelementen sind auch Wildgemüse, Kräuter und Gewürze.[46] Probieren Sie doch einmal Gänseblümchen und Rosenblätter zum Salat! Eine warme Trinkschokolade ohne Milch ist deutlich besser für die Knochen als Kaffee mit Milch. Wer übermäßig Kaffee trinkt, verliert durch das Koffein viel Kalzium über Urin und Stuhl.

Das Knochenwunder aus dem Bergmassiv

Was passiert eigentlich, wenn ganz spezielle Mikroorganismen geschützt im massiven Felsgestein sehr viel länger als ein Menschenleben Zeit bekommen, um ölhaltiges Gestein zu verdauen? Ein neuer Supertreibstoff? Daraus entsteht ein sagenhaftes Heilmittel für gebrochene Knochen. Wissenschaftlich geprüft und gesichert ist, dass Mumijo, wie dieses Bergöl in den GUS-Staaten genannt wird, die Heilung von Knochenbrüchen erheblich verkürzt. (In der südsibirischen Region des Altai Gebirges wird es "Barachgschin" genannt = „Öl der Berge"! Im Iran und Irak findet man den Namen „Arakul dshibal", gleich „Bergschweiß"). 15 Minuten nach der Einnahme von Mumijo regelt sich der pH-Wert in der Zelle auf 7,45 bis 7,5 und die Mitochondrien können bis zu 30 % mehr Sauerstoff aufnehmen. Warum es so wirkt und woraus Mumijo genau besteht, ist bis heute nicht vollständig geklärt. Soma-artige Enzym-Gärgetränke verstärken diese gesunde Wirkung besonders gut.

Ein ähnliches „Knochenwunder", das auch positiv auf den pH-Wert der Zellen einwirkt, ist in der bulgarischen Volksheilkunde bekannt: Eierschalen werden mehlfein gemahlen und in den Joghurt gerührt. Nach einem Tag hat sich das Eierschalenmehl mit der Milchsäure organisch verbunden und kann so ideal vom Körper aufgenommen und verwertet werden. Zur Nachahmung benötigen Sie jedoch einen echten Joghurt, der richtig sauer wird. Verwenden Sie nur Eierschalen von Hühnern aus biologischer Haltung mit genügend Freilauf. Die Hühner dürfen auch nicht mit Fischmehl gefüttert sein, weil sonst das Risiko einer Verunreinigung durch Salmonellen besteht. Hilfreich ist es, den Hühnerstall mit Bodenbakterien-Präparaten zu besprühen. Mögliche Krankheitserreger werden dadurch verdrängt.

Weitere interessante Informationen zu dem Thema dieses Kapitels würden den Rahmen dieses Buches sprengen. Das schreibe ich im Folgeband. In diesem Band, in dem Sie gerade lesen, interessiert in erster Linie die wichtige Rolle der Milchsäure-Bakterien.

So gewinnen Sie verlorene Lebenszeit zurück

Das biologisch mögliche Alter der meisten Menschen wird derzeit von Wissenschaftlern auf 120 Jahre geschätzt. Davon geht übrigens auch die traditionelle chinesische Medizin aus.

Das tatsächliche Durchschnittsalter der Mitteleuropäer liegt bei etwa 75 Jahren. Es sind also 45 der besten Lebensjahre, die der Durchschnittsmensch verliert. Jahre, die der Höhepunkt des Lebens sein könnten, bei bester Gesundheit, wo die materielle und familiäre Lebensbasis im Normalfall bereits geschaffen ist, wie Familie, ein eigenes Haus mit Garten, die Entdeckung und Erfüllung der eigenen Berufung. Wertvolle Jahre, die dazu dienen sollten, die Lebenserfahrung und Weisheit zum Wohle der nächsten Generation und zum Wohle der Welt zur Verfügung zu stellen. Diese Möglichkeit wird selten genutzt.

Wir müssen nicht durchschnittlich 45 Jahre verlorene Lebenszeit und Jahre oder Jahrzehnte Siechtum als naturgegeben hinnehmen.

Wenn wir die Ursachen dieser vorzeitig verlorenen Lebenszeit betrachten, können wir dem entgegenwirken und ein höheres Lebensalter erreichen. Die fünftausend Jahre bewährte chinesische Heilkunst und Ernährungslehre hat gezeigt, welche guten Früchte möglich sind: Wer die ländlichen Regionen Chinas besucht, dort wo noch die alten Traditionen gepflegt werden, wird kaum kranken Menschen begegnen, vielleicht einem Kranken unter hundert Gesunden. In Europas Metropolen sind es einer unter zehn, die schon auf den ersten Blick als nicht mehr vollständig gesund erkannt werden können.

Niemand muss mit 60 Jahren auf Krücken gehen, nur weil die Knochen durch Fehlernährung brüchig werden. Es ist eindeutig bewiesen: Die Selbstreparaturkräfte des Körpers können bei guter Versorgung mit allen Nähr- und Vitalstoffen die Ablagerungen in den Arterien wieder abbauen, Knochen wieder stärken und geschädigte Zellen ersetzen. Selbst neue Nervenbahnen im Gehirn bilden sich durch Training neu. Täglich wird etwa 200 g Gewebe neu aufgebaut. So viel wie ein kleines Steak. Durchschnittlich erneuert sich der gesamte Körper innerhalb von 7 Jahren. Schleimhäute wesentlich schneller und Knochen langsamer.

Was Sie heute säen, verändert die Qualität Ihrer Zukunft – in jeder Hinsicht! Ihre Lebensgewohnheiten und Ihre Ernährung von heute bestimmen Ihre Gesundheit von morgen!

Natürlich hat der eine auf Grund der Gene, einer besseren Kindheit ohne Mangelernährung und einer natürlicheren Umgebung bessere Chancen alt zu werden als der andere. Aber für den vorzeitigen Verlust an Lebenszeit und an Lebensqualität gibt es einen zeitlichen „Spielrahmen“. Für diesen Spielrahmen sind Sie und Ihre Mitwelt die Regisseure! Zigaretten wirken nun einmal auf starke Raucher lebensverkürzend, das verschiebt den Zeitrahmen nach unten. „Ja, aber mein Großvater hat auch geraucht und wurde 90 Jahre alt.“ Das sind so die üblichen Argumente des Selbstbetruges. Der Großvater war Landwirt und rauchte jeden Tag eine Zigarre an der frischen Luft. Mittags gab es Sauermilch. Jede Zigarre bezahlte er vielleicht mit 20 Sekunden längeren Siechtums im Alter. Der Enkel raucht eine Schachtel Zigaretten täglich in geschlossenen Räumen. Manche Ernährungsberater schätzen, dass er so mit jeder Zigarette 7 Minuten Lebenszeit verliert. Zur Betrachtung der lebensverkürzenden oder lebensverlängernden Wirkung sind also immer die allgemeinen Lebensumstände zu berücksichtigen.

Die Lebensumstände von Menschen, die ein außergewöhnliches Lebensalter erreichten, wurden genau analysiert. Sie haben alle etwas gemeinsam:

- Sie lebten in ländlichen Gebieten,
- sie ernährten sich vorwiegend aus dem eigenen Garten bzw. aßen wenig Fertignahrung,
- sie waren mit dem zufrieden, was sie hatten,
- sie aßen und taten alles in Maßen,
- sie bewegten sich täglich an der frischen Luft,
- sie hatten ihre Aufgabe und ihren Platz in der Familie bzw. im Leben, und
- sie waren bis zum Lebensende geistig rege.

Das sind schon einmal sieben wertvolle Hinweise, wie der vorzeitige Verlust an Lebenszeit zu stoppen ist. Der Verzehr von gegorenen Lebensmitteln wurde bei diesen Studien nie beachtet. Für die ländliche Bevölkerung war es früher sowieso normal, täglich gegorene Lebensmittel mit vielen Mikroorganismen zu essen und zu trinken.

Die westliche Wissenschaft hat unterschiedliche Lebens- und Ernährungsweisen der heutigen Völker untersucht und statistisch Rückschlüsse auf die dadurch zu erwartende Lebenszeit gezogen. Die Ernährungsweise der Franzosen und der Griechen (insbesondere auf

Kreta) scheint dabei ein längeres und gesünderes Leben zu begünstigen. Beide Länder pflegen, wie auch die übrigen Mittelmeerländer, traditionell eine gute Esskultur. Gegorene Lebensmittel gehören selbstverständlich dazu. Die US-Amerikaner, die Unmengen an Vitaminpillen und Nahrungsergänzungs-Produkten schlucken, schneiden übrigens in diesen Gesundheits- und Lebenserwartungs-Statistiken schlechter ab.

In diesem Buch stellte ich viele bewährte Methoden vor, wie Sie mit Hilfe von Mikroorganismen Ihren Körper gesund erhalten können:

- Bessere Versorgung mit Nähr- und Vitalstoffen,
- Entgiftung und Entsäuerung,
- Beseitigung oder Vermeidung der Selbstvergiftung aus Mund und Darm,
- Stärkung der Knochen,
- Vorbeugung gegen Herzinfarkt.

Zusammenfassend kann aus allen Erkenntnissen ein Leitfaden gegen den vorzeitigen Verlust an Lebenszeit- und Qualität gezogen werden:

Ihre persönliche Anti-Aging-Strategie:

- **Maßvolle, leicht verdauliche Speisen:** Weniger aber qualitativ besser und in guter Atmosphäre essen, eine gute Esskultur in positiver Atmosphäre und mit aufbauenden Gedanken erhalten; leicht verdauliche Lebensmittel bevorzugen (z.B. leicht angedünstetes Gemüse statt scharf angebratenes Fleisch; Sauerteigbrot statt kunstgesäuertes; Joghurt, Kefir und Käse statt Milch; kein unvergorenes, ungekeimtes oder unerhitztes Getreide; frisches Obst nur auf leeren Magen und mind. 30 Minuten vor der nächsten Mahlzeit.

- **Belebung der Darmflora und Sicherstellung des Gleichgewichtes zwischen auf- und abbauenden Mikroorganismen durch gegorene Lebensmittel:** Joghurt, probiotische Gärprodukte, Kefir, Kombucha, milchsauer vergorene Lebensmittel, Brottrunk, Kwass, soma-artige Enzym-Gärgetränke, langgereifte Bio-Käsesorten ohne Nitrate, guter Wein, frisches Bier, Federweißer.

- **Gesündere Getränke und besseres Trinkwasser:** Gefiltertes energetisiertes Wasser – das hilft, Stoffwechselgifte auszuscheiden; gutes Wasser zu jedem Kaffee oder Wein; Obstsäfte, Grüner Tee oder Kräutertee statt zuckerhaltige Fertiggetränke.

- **Regelmäßige Bewegung an der frischen Luft** – das bringt eine bessere Sauerstoffversorgung der Zellen, kurbelt den Stoffwechsel an, aktiviert die Fettverbrennung, fördert den Muskelaufbau und wirkt einer Übersäuerung entgegen; Sauerstoffwasser kann dies etwas unterstützen, ersetzt aber nicht die Bewegung.

- **Abwechslungsreiche und überwiegend vegetarische Vollwerternährung möglichst direkt vom Erzeuger:** Hoher Anteil an Gemüse und Obst, wenig tierische Fette, keine gehärteten Fette oder stark verarbeitete Margarine, wenn Streichfett, dann Butter oder noch besser Ghi (geklärtes Butterfett), hochwertige Bio-Pflanzenöle, gekeimte Sprossen, tiefgrüne Salate oder frische grüne Kräuter, weniger einfache Kohlehydrate (Weißmehl, Zucker), dafür mehr eiweißreiche pflanzliche Lebensmittel (Soja, Hülsenfrüchte), insgesamt hochwertigere Lebensmittel aus biologischem Anbau mit hoher antioxidativer Kraft, wie Beeren, Kräuter, Gewürze statt Aromen und Geschmacksverstärker, oder geeignete natürliche Nahrungsergänzungs-Mittel – das wirkt einer vorzeitigen Zellalterung entgegen und sorgt insgesamt für eine bessere Versorgung aller Organe. Was den Zellen nützt, nützt auch dem Menschen, denn jeder ist nur so jung wie seine Zellen.

- **Selbstvergiftungsquellen beseitigen und den Körper gründlich entgiften:** Amalgam, Schwermetall-Belastung, mit Aromen, Pestiziden und synthetischen Hilfsstoffen belastete Nahrungsmittel meiden – Biokost ist die bessere Wahl, Infektionserkrankungen richtig ausheilen, statt synthetische Produkte Biofarben und Naturmaterialien in Wohnräumen, häufig lüften, aluminiumhaltige Deos und Tabletten meiden, Strahlenbelastung reduzieren ... Die Liste ließe sich fast endlos weiterführen. Der wichtigste Punkt dabei ist jedoch, die Fäulnis im Darm zu beseitigen, was mit den Punkten dieser Liste und den im Buch dargestellten Methoden leicht gelingt.

- **Geistig rege bleiben und ein gutes soziales Umfeld schaffen:** Kreativität wirkt sich in jedem Lebensalter positiv aus. Menschen, die gerne musizieren, tanzen, spielen, anspruchsvolle Bücher lesen, an Kursen teilnehmen, sich für den Erhalt der Natur einsetzen oder sich in sozialen Projekten engagieren, bleiben bis ins hohe Alter geistig fit. Eine sinnvolle Arbeit ist ein wahres Lebenselixier, glücklich kann sein, wer seine Berufung erkennt und zum Beruf macht.

Alle diese Methoden helfen, durch schlechte Ernährung und Lebensumstände verlorene Gesundheit und Lebensqualität wieder herzustellen. Sie geben auch mehr Lebensenergie. Es gibt viele Methoden, diese Energie noch zu steigern: Fernöstliche Bewegungskünste (wie z.B. Yoga, Tai-Qi, Qigong), Gymnastik, Chi-Maschine, Atemtraining, Kneipp-Wandern, morgens barfuß einige Minuten über taubedecktes Gras gehen, ein erfrischendes Bad im Naturgewässer, Sauna, Sonnenbad, der eigene Garten oder einfach die Natur genießen.

Mit dieser Anti-Aging-Strategie kann auch vorzeitig verschenkte Lebensspanne teilweise zurückgewonnen werden. Eigentlich eine sehr positive Nachricht – wenn dieses Wörtchen „teilweise“ nicht wäre. Jahrzehnte ungesundes Leben und die Umweltbelastungen fordern einen Tribut an Lebenszeit. Auch wenn wir im Laufe des Lebens die Bedingungen verbessern und den weiteren vorzeitigen Verlust an Lebenszeit stoppen, bleibt ein Teil der bereits „verbrauchten“ Lebensspanne verloren.

Diese Erfahrung wurde schon vor Jahrtausenden von allen großen Menschheitskulturen erkannt und beschrieben. Nach der traditionellen Medizin der Chinesen spenden gegorene Lebensmittel „Qi (Chi)", das heißt frei übersetzt Lebensenergie.[47] Frischen Gärgetränken auf der Basis von Milchsäure- oder Hefegärung wird eine lebensverlängernde Wirkung nachgesagt. Die heutige Wissenschaftsmedizin bezieht ihre Kenntnisse hauptsächlich aus dem Studium toter Körper, aus Tierversuchen oder den biochemischen Funktionen einzelner Stoffe. Für die mechanistisch orientierte Wissenschaft gibt es weder Lebensenergie noch eine Schöpfungsmacht.

Die chinesische Medizin, die vedischen Texte und auch das daraus abgeleitete Ayurveda dagegen beruhen auf mehreren tausend Jahren Erfahrung und Beobachtung der Naturgesetze und des lebenden Menschen. Die westliche Medizin und Ernährungswissenschaft sollten diese uralten Weisheiten endlich schätzen lernen, statt alles zu belächeln, was sie noch nicht verstehen.

„In der chinesischen Medizin gibt es ein einfaches Modell: Man geht davon aus, dass der Mensch mit einer individuellen Grundmenge an ererbter Lebensenergie (ererbtes „Qi") geboren wird. Dieses Qi wird im Organsystem „Nieren" gespeichert und im Laufe des Lebens aufgebraucht. Es erfüllt die verschiedensten Aufgaben, wie Abwehr von schädlichen Einflüssen, Regulierung der Körperwärme, Aufrechterhaltung der Organfunktionen oder Aufbereitung von Nahrung. Man kann den Qi-Vorrat in den Nieren mit dem vollen Tank eines Autos vergleichen (das Nieren-Qi lässt sich allerdings nicht auffüllen). Ist der Tank leer, bleibt das Auto stehen, ist das ererbte Qi der Nieren verbraucht, stirbt der Mensch. Wir haben jedoch Einfluss darauf, wie schnell sich unser Tank leert, denn wir haben verschiedene Möglichkeiten, Qi aus unserer Umgebung zu assimilieren und für uns nutzbar zu machen. Je besser wir diese Möglichkeiten nutzen, desto weniger Qi benötigen wir aus unserem Nieren-Tank. Die Hauptquellen für die Gewinnung von Qi sind die Atmung (Himmels-Qi) und die Ernährung (Nahrungs-Qi). Atemübungen, saubere Luft und natürliche Lebensmittel sparen Nieren-Qi. Gesunde Gärgetränke wirken sich nach diesem Modell lebensverlängernd aus.

Gegorene milchsaure aber milchfreie Getränke verstärken darüber hinaus den Energiefluss im Körper“ (Zitat P. Schilling).

In den vedischen Texten wird die gleiche Erfahrung geschildert, obwohl die chinesische und die vedische Medizin sich völlig unabhängig voneinander entwickelt haben: Das altindische Gärgetränk „Soma“ enthält nach der Überzeugung der alten vedischen Weisen die göttliche Lebensenergie. Eine bestimmte Menge dieser Urkraft sollte von Geburt an in der gleichen Form wie im Gärgetränk auch in jedem Menschen vorhanden sein. Deshalb nannten sie sowohl die Lebensenergie im Körper als auch das Enzym-Gärgetränk Soma. Sie machten da keinen Unterschied. Ist diese Urkraft Soma verbraucht, stirbt der Mensch. Durch das Gärgetränk Soma soll das körpereigene Soma unterstützt und verlorene Lebensenergie sogar teilweise wieder zugeführt werden können.

Auch die heutige osteuropäische und zentralasiatische Naturheilkunde geht überwiegend von der lebensverlängernden Wirkung gegorener Lebensmittel aus.

Nach diesen uralten Erkenntnissen bremsen einige Naturheilmittel und Lebensmittel den weiteren vorzeitigen Verlust an Lebensspanne. Bereits verlorene Lebensenergie und damit Lebensspanne können sie jedoch kaum zurückbringen. Dazu sollen nur die gegorenen Lebensmittel und einige wenige Naturprodukte fähig sein, die Leber und Nieren unterstützen!

Die größten Jungbrunnen der Natur sind demnach:

- Bioaktive Gärprodukte nach alter Tradition
- Leber- und nierenunterstützende Naturprodukte

Die besten Maßnahmen zur Lebensverlängerung sind:

- Maßnahmen zur Vermeidung der Selbstvergiftung aus dem Darm – wie ausführlich geschildert, und

- Ernährungsweisen, die verhindern, dass unverdaute Nahrungsbestandteile in den Dickdarm gelangen – wie maßvolle vollwertige Ernährung, leicht verdauliche Speisen, traditionell bewährte Speisenzusammenstellung, eine gute Esskultur in harmonischer Atmosphäre und gutes Kauen, damit bereits im Mund die Speisen vorverdaut werden.

Wer nur einen dieser beiden Punkte (Jungbrunnen und Maßnahmen) berücksichtigt, hat *einfachen* Erfolg. Wer beide berücksichtigt, hat ***vielfachen*** Erfolg und wird verlorene Vitalität schon bald zurückgewinnen.

Fast alle Gärprodukte fördern ein langes Leben. Alle Gärprodukte sind leichter verdaulich als die unvergorenen Ausgangssubstanzen, aus denen sie bestehen. Diese gute Verdaubarkeit und durch die Vergärung bessere biologische Verfügbarkeit der Nähr- und Vitalstoffe ist ein wichtiger Faktor für Gesundheit und ein langes Leben. Deshalb sind Gärprodukte, die einen hohen Anteil an der schwerverdaulichen linksdrehenden Milchsäure enthalten, in der folgenden Tabelle nicht auf den Spitzenplätzen. Das hat jedoch nicht unbedingt etwas mit deren Gesundheitswert zu tun. Brottrunk aus biologisch angebautem Getreide enthält z.B. deutlich mehr Mineralien und Spurenelemente als herkömmliche probiotische Joghurts, die wiederum leichter verdaulich sind. Der Brottrunk enthält viel Säure und relativ wenig Milchsäure-Bakterien. Ich konnte nur eine Milchsäurekultur nachweisen, vermutlich werden die anderen durch die starke Säure unterdrückt. Soma-artige Gärgetränke sind nicht nur wesentlich enzymaktiver, sie enthalten darüber hinaus mehrere verschiedene Milchsäurekulturen und teilweise bis zu vierzigmal mehr als der Brottrunk.

Unter Berücksichtigung aller verfügbaren Informationsquellen und nach Überprüfung durch die bulgarische Naturheilkundige M. Marinova, ist folgende Tabelle über die lebensverlängernde Wirkung von gegorenen Lebensmitteln zustande gekommen:

Lebensverlängernde Wirkung	*Gärprodukt*
0	Dosenbier; Käse*; Saure Sahne*
😐	Brottrunk; Buttermilch*; Essiggurken*; Joghurt*; Kefir*; Kombucha*; Pils-Bier; Rotwein; Sauermilch*; Wasserkefir, frisch zubereitet**; Weißwein
☺ ☺	Haltbare Gärprodukte mit Hefe- und Milchsäuregärung; Gurken selbst in Wein- oder Apfelessig eingelegt; Hefeweizenbier; Joghurtgetränk mit probiotischen Kulturen, Kefir, original aus Schafsmilch; Kombucha-Fertiggetränk, original (Apotheke)
☺ ☺ ☺	Federweißer; Gurken, selbst milchsauer eingelegt; Joghurtgetränk, original bulgarisch; Kefir, original aus Kuh-, Stuten- oder Ziegenmilch; Kombucha, original, frisch zubereitet; Kumyß aus Stutenmilch; Kwass, original; Rote Bete, milchsauer vergoren; Sauerkraut; Wasserkefir, original, frisch zubereitet
☺ ☺ ☺ ☺	frisch zubereiteter original Kefir, Kumyß, Kwass oder Wasserkefir mit einem hohen Gehalt an Saccharomyces-Hefen und kombiniert mit Kombucha- und probiotischen Milchsäurekulturen

* = herkömmliches Fertigprodukt aus dem Supermarkt
** = üblicherweise angebotener Wasserkefir mit unkontrollierter Qualität

Bewertung für die lebensverlängernde Wirkung:
0 = neutral, 😐 = gering, ☺ = befriedigend, ☺☺ = gut, ☺☺☺ = sehr gut, ☺☺☺☺ = Exzellent, Maximum des Erreichbaren

Die Tabelle ist nicht so zu verstehen, dass nur die Produkte auf den Spitzenplätzen empfohlen werden. Jedes Produkt hat seine speziellen Bereiche, wo es effektiver als die anderen wirkt:

Bier fördert besonders gut die Nierentätigkeit,
warmes Dinkelbier wirkt laut P. Schilling Hämorrhoiden entgegen,
Brottrunk ist ideal, um dem Stoffwechsel am Anfang einen Heilanstoß zu geben, um dann mit anderen Gärprodukten weiter aufzubauen;
Essig desinfiziert und regt den Stoffwechsel am stärksten an;
Wein stärkt durch die enthaltenen Bioaktivstoffe Herz und Kreislauf;
Naturkäse ist als Eiweißkonzentrat besonders gut für die Nerven;
Käse und **saure Sahne** enthalten viel Kalzium und unterstützen den Knochenaufbau;
probiotische Produkte unterstützen das Immunsystem im Darm ideal, während Schimmelkäse das Immunsystem trainiert;
Joghurt wirkt kühlend und Glühwein erwärmend und
Gärprodukte mit aktiver Saccharomyces-Hefe helfen am besten, Darmpilze aus dem Darm zu verdrängen (deshalb ist auch Federweißer so gut bewertet). Grundsätzlich können alle naturechten Gärprodukte die in diesem Buch beschriebenen Heilimpulse mehr oder weniger gut anregen.

Naturgärprodukte mit langer Reifezeit enthalten weitere noch völlig unerforschte und in jeder Region unterschiedliche Mikroorganismen, die einzelne Funktionen im Körper unterstützen (z.B. Milz, Darmschleimhaut, Nerven, Thymusdrüse). Italienischer Gorgonzola, Parmesankäse, Pecorino sardo und schweizer Höhlenemmentaler sind z.B. sehr wertvolle Naturkäsearten, genau wie die vielen regional verbreiteten Naturkäsesorten. Deshalb ist es so wichtig, die traditionellen kleinen Herstellbetriebe zu fördern.

Brottrunk und vergorenes Getreide sind gute Alternativen, um Getreide unerhitzt zu genießen und so die Enzyme des Getreides zu schonen. Getreide sollte man nie roh essen, weil dies sehr viel Verdauungsenergie benötigt. Roh verzehrtes Getreide belastet den Magen und Darm stark und kann Magenprobleme hervorrufen, genau wie die zur

Nahrungsergänzung angebotenen Gräser. Rohkostanhänger werden zwar viele Gegenargumente haben, aber nur etwa 15% aller Menschen haben heute eine genetische Ausstattung, die den ***alleinigen*** Verzehr von ***Rohkost*** erlaubt. Für diese Menschen ist Rohkost mit viel Wildgemüse geradezu ein Allheilmittel. In kühleren Regionen können sie sich jedoch von den heimischen Lebensmitteln alleine kaum ernähren. Sie benötigen zusätzlich Avocado oder andere ölreiche Pflanzen und besonders in den kälteren Jahreszeiten Früchte aus warmen Regionen. Was dem einen nützt, kann dem anderen schaden. Alle anderen Menschen ohne die genetischen Vorraussetzungen zum Verzehr von Rohkost können sich durch ausschließliche Rohkost zwar in den ersten Jahren besser fühlen, aber langfristig erhebliche Stoffwechselprobleme einhandeln. Nach einigen Jahren schlägt der Anfangserfolg oft ins Gegenteil um. Das liegt an dem thermischen Ungleichgewicht und an den im Folgenden geschilderten Zusammenhängen:

Von Natur aus sind nur die Früchte der Bäume und Sträucher, wie Äpfel, Aprikosen, Feigen, Blaubeeren und Oliven für Säugetiere und damit auch für den Mensch geeignet. Die Pflanze schenkt diese Früchte, damit das Säugetier den Samen verbreitet. Deshalb sind sie so gesund und sollten überwiegend roh oder schonend getrocknet gegessen werden. Die essbaren Früchte der Bäume und Sträucher sind die einzigen Lebensmittel ohne verdauungsstörende Abwehrstoffe. Bei allen anderen pflanzlichen Produkten sind Giftstoffe zur Abwehr von Fressfeinden enthalten. Wildkräuter sind deshalb für Kleinkinder nur in kleiner Menge geeignet. Unsere Vorfahren haben aus diesem Grund aus den Wildpflanzen das giftfreiere Gemüse gezüchtet. Es enthält allerdings auch bedeutend weniger Bioaktivstoffe und Vitamine. Auch sie brauchten aus diesem Grund eine **Nahrungsergänzung**: Beeren, Kräuter, Nüsse, Gewürze und gegorene Lebensmittel. Unsere Vorfahren wussten genau, wie sie die übrigen Giftstoffe und auch die unerwünschten Bakterien eliminieren konnten (Randschicht abtrennen, dünsten, vergären, Speisen mit Gewürzen kombinieren etc.). Ungekochtes Getreide hat zwar wesentlich mehr Vitamine, da haben die Rohkostanhänger Recht. Aber die starke Belastung der Verdauungsorgane macht diesen Vorteil zunichte. Das geht auf Kosten der Lebensenergie und damit zu

Lasten der Lebenszeit. Getreidekeime wiederum sind gerade roh sehr gesund, weil auch durch die Keimung ein Teil der Giftstoffe abgebaut wird und viele Enzyme entstehen.

Enzym-Power tanken

Die durch schonendes Erhitzen verloren gegangenen Vitamine und Enzyme lassen sich am leichtesten durch frisch gegorene Enzym-Gärgetränke ausgleichen. Sie liefern ein Vielfaches an Enzymen als rohes Gemüse. Eine weitere Ergänzung der Enzymversorgung ist zu jeder Jahreszeit auch mit den heimischen Produkten möglich, es muss nicht immer Ananas sein: Äpfel und Beeren aus dem eigenen Garten, gekeimte Saaten (Sprossen) und frische Gewürzkräuter sind gute Alternativen. Petersilie, Oregano, Basilikum und Pimpinelle kann sich auch der Großstädter auf der Fensterbank halten. Und die kleinste Küche genügt für eine „Sprossenfarm". Selbst ein Balkon von nur einem halben Meter Breite bietet heute Platz für einen speziellen Apfelbaum. Zu diesem Zweck wurde in Deutschland ein Säulenapfelbaum gezüchtet. Selbst wer keine Ahnung von Wildkräutern hat, erkennt auch mit geschlossenen Augen Brennnessel. Junge Brennnesseltriebe als Salatzugabe sind gerade für Frauen sehr gesund. Brennnesselsamen enthalten große Mengen an Eisen. Für Männer empfiehlt M. Marinova eher Sauerampfer. Auch der ist überall leicht zu finden. Wenn die Menschen wüssten, wie viele Mineralien, Spurenelemente und Vitamine in Wildkräutern, Nüssen und Beeren sind, hätten Multivitamintabletten wenig Chancen: 150 g Vogelmiere z.B. deckt den gesamten Tagesbedarf an Kalium, Eisen und Vitamin C. Brennnessel enthält gegenüber Kopfsalat das Dreißigfache an Vitamin C, das Zwanzigfache an Provitamin A und mehr als das Zehnfache an Kalzium, Magnesium und Eisen. Ähnliches gilt für Löwenzahn und andere Kräuter. Brennnessel und Löwenzahn unterstützen dabei ideal die Entgiftung des Körpers.

Deshalb wäre es für Mensch und Natur ein großer Gewinn, wieder an jedem Ackerrand einen Naturstreifen mit diesen Geschenken der Schöpfung anzulegen. Was wir der Natur und unseren Mitgeschöpfen schenken, kommt mit vielfachem Nutzen für Körper, Geist und Seele zurück.

In kühleren Regionen der Erde genügt Rohkost nicht, um auf Dauer gesund zu bleiben. Hier haben sich, zusätzlich zu Obst und Salat, erwärmte und vergorene Speisen als die gesündere Ernährungsform bewährt. Der gute alte Backapfel aus dem Kachelofenfach war früher im Winter nicht ohne Grund so beliebt. Erwärmte Speisen bringen mehr Wärme in den Körper, das ist gerade in kühlen Jahreszeiten zum Ausgleich wichtig. In allen großen Gesundheitslehren, wie Ayurveda und der traditionellen chinesischen Ernährung nach den „Fünf Elementen" (Fünf Wandlungsphasen), ist dieser thermische Ausgleich entsprechend der Jahreszeit ein zentral wichtiger Punkt. Nicht ohne Grund lässt die Weisheit der Schöpfung thermisch kalte Lebensmittel, wie Erdbeeren, Gurken, Sauerampfer oder Wassermelonen, nur im Hochsommer wachsen. Als thermisch kalt ist nicht die Temperatur des Lebensmittels gemeint, sondern die Wirkung auf den Körper.

Thermische Wirkung der Gärprodukte[48]

Kalt – vorzugsweise im Sommer oder in warmen Regionen geeignet: Joghurt, Miso, Sojasoße

Erfrischend:
Brottrunk, Frischkäse, Essiggurken, Hefe, Kefir, Kombucha, Quark, Sauerkraut, Sauermilch, Sauerteig, saure Sahne, Sekt, soma-artige Enzym-Gärgetränke, Wasserkefir, Weißwein, Weizenbier

Neutral: Butter, Käse

Warm:
Essig, Harzer Käse, Honigwein (Met), Käse mit langer Reifezeit, Liköre, Reiswein, Rotwein, Schafskäse, Schimmelkäse, Ziegenkäse

Thermisch heiß – vorzugsweise im Winter oder in kühlen Regionen (in Maßen!) geeignet:
Bittere Liköre, Cognac, Glühwein, Korn, Whisky, Wodka

Auch hier gilt der Leitsatz: Gesundheit bedeutet Gleichgewicht. Wer z.B. überwiegend die thermisch kalte Rohkost isst oder z.B. viel Ananas, Salat, Algen, Wassermelone, Bier und Tomate, kann durch Joghurt keinen Ausgleich schaffen und sollte andere Gärprodukte vorziehen. Die neutralen bis thermisch heißen Gärprodukte, wie z.B. Ziegen-, Schafs-, Harzer oder Schimmelkäse wären dann die bessere Wahl. Tibetische Mönche, die sich ausschließlich vegetarisch ernähren, trinken aus diesem Grund bis zu vier Tassen erwärmtes Ghi (Butterfett, gibt es in Bioläden), als wäre es Tee. Ghi erzeugt Wärme, schärft den Verstand, spendet gutes Aussehen und soll das Leben verlängern können.[49]

Wer viel thermisch warme bis heiße Speisen isst, wie z.B. Fleisch, scharfe Gewürze, Nüsse und Hafer, kann den Ausgleich am besten mit den erfrischend wirkenden Gärgetränken erreichen, vorzugsweise den milchfreien, um die zugeführte Eiweißmenge nicht unnötig weiter zu überfrachten.

Wenn der thermische Ausgleich geschaffen ist, können Gärprodukte ihre gesunde Kraft viel besser entfalten. Wenn Wasserkefir oder ähnliche Enzym-Gärgetränke statt mit Wasser (Mineralwasser ist thermisch kalt) mit Kirschsaft oder anderen roten Säften angesetzt oder kombiniert werden, wird deren Wirkung neutral bis warm. Sie wirken dann ausgleichender auf den gesamten Organismus.

Heute wird die negative Wirkung der Fäulnisprozesse im Darm von niemandem ernsthaft in Zweifel gezogen. Eine breit angelegte Krankheitsvorbeugung findet jedoch nicht statt. Wahrscheinlich hat das Gesundheitsministerium mit neuen Richtlinien und Gesetzen so viel zu tun, dass kaum Zeit für Präventionsprogramme bleibt. Dafür gibt es aber jede Menge Hilfsmittel, um an den Folgen der Fäulnisvorgänge im Darm zu verdienen: feuchtes Toilettenpapier, Raumspray und chemische WC-Spülsteine.

Da hilft nur eins: sich selbst informieren und die Gesunderhaltung von Körper und Geist in die eigene Hand nehmen. Statt Raumspray und Chemie investieren Sie lieber in gesunde Lebensmittel möglichst direkt vom biologisch bewirtschafteten Acker. Das hilft auch der

Natur. Es gibt heute auch genügend Angebote, sich sein eigenes Gärgetränk, seinen eigenen Joghurt selbst frisch zuzubereiten. Die Mühe lohnt sich.

Rezepte zur Entgiftung der Niere stellte ich bereits vor. Was immer Ihnen der Arzt oder Apotheker empfiehlt, ergänzen Sie diese pflanzlichen Mittel mit gutem Wasser und gegorenen Lebensmitteln.

Jungbrunnen für die Leber und somit lebensverlängernd sind soma-artige Enzym-Gärgetränke, Löwenzahn und zusätzlich Mariendistelpräparate (Carduus marianus) aus der Apotheke. In asiatischen Ländern sind weitere pflanzliche Heilmittel für die Leber bekannt. In Japan z.B. der Ling Zhi-Pilz und die Shisandra-Beere. Gekochte Mariendistelköpfe sind ein gutes Frühjahrstonikum. Depressionen und „Melancholie“ deuten auf eine belastete Leber hin. Dagegen helfen Melisse, Johanniskraut, Mariendistel, Kurkuma und reichlich mit Oregano (Dost, Wilder Majoran) gewürzte Speisen. Aus gutem Grund wurde früher Oregano auch Wohlgemut genannt. Wenn dann noch der wunderbare Duft von Rosmarin, Geranie, Limone oder Lavendel, Sonnenlicht und aufbauende Gedanken dazukommen, ist das Wohlgefühl bald wieder auf dem Höhepunkt.

Ich entwickle für meine Kunden Rezepturen für Nahrungsergänzungs-Produkte und Naturheilmittel. Dabei lege ich großen Wert darauf, dass gleichzeitig die Entgiftungsorgane Leber und Niere unterstützt werden. Ideale Mittel zur Stärkung der Leber sind neben Mariendistel und Löwenzahn: Artischocke, L-Carnitin und Lecithin. Das Protein L-Carnitin kommt hauptsächlich in Fleisch vor. Es stärkt das Immunsystem und den Herzmuskel. Lecithin (z.B. aus Eigelb, Sonnenblumen-, Raps- oder Sojaöl) enthält Cholin. Gute Quellen sind auch grünes Blattgemüse, Hefe, Leber und Weizenkeime. Cholin ist nicht nur für die Leber gut, es unterstützt auch die Gehirnfunktionen hervorragend.

Cholin und L-Carnitin – Verjüngung für die Leber

Leider werden diese gesunden Substanzen viel zu selten eingesetzt, weil sie in wirksamer Menge zehnmal teurer sind als eine Tagesbedarfsmenge aller Vitamine. In Bioprodukten sind derartige Zusatzstoffe sogar verpönt, weil man die Lebensmittel so unverändert wie möglich lassen möchte. Wenn L-Carnitin und Vitamine zugegeben werden, bekommt der Hersteller kein Ökosiegel, auch wenn alle anderen Zutaten aus kontrolliert biologischem Anbau sind. Ich unterstütze den Gedanken, die Lebensmittel so natürlich wie möglich zu lassen. Andererseits hat der Mensch die Natur schon massiv verschmutzt. Millionen von Schadstoffen belasten dadurch die Leber. Tagelang gelagerte Lebensmittel – auch Bioware – ist an Vitaminen verarmt. Das sind nur ein paar der vielen Gründe, warum heute eine geeignete Nahrungsergänzung auf Naturbasis dringend nötig ist. Erst wenn wieder jeder seinen eigenen Kleingarten besitzt oder sich Lebensmittel direkt vom Biohof holen kann, wenn genügend Beerensträucher, Kräuterplätze, Obst- und Nussbäume in direkter Nachbarschaft wachsen, wenn sich die Menschen wieder der Heilkraft der Natur bedienen und gegorene Lebensmittel ihren festen Platz im Speiseplan haben, erst dann ist eine Nahrungsergänzung nicht mehr nötig.

Sorge gut für Deinen Körper. Er ist der einzige Ort, an dem Du leben kannst.

Jim Rohn

Lassen Sie uns gemeinsam dieses verlorene Paradies wieder erschaffen, das Leben fördern und die Kräfte des Lebens nutzen – und was ist lebendiger als bioaktive Mikroorganismen in gegorenen Lebensmitteln!

Was Sie außer den hier vorgestellten Methoden noch tun können, um zwanzig Jahre länger jung zu bleiben, welche Vitamine wirklich sinnvoll sind, was Sie bei Mineralien und Spurenelementen beachten müssen und wie Sie die Schätze und Energien der Natur sinnvoll nutzen können – das berichte ich im Folgebuch mit dem Titel:

Beerenkraft und Vitamine –
20 Jahre länger jung bleiben mit den Kräften der Natur

Kommentiertes Namensregister

Abderhalden, E. (1877-1950): Pionier der Ernährungswissenschaft, Vitamin-, Eiweiß- und Hefeforschung.

Budwig, J.: Ernährungsforscherin, begründete die Öl-Eiweiß-Kost.

Cook, J. (1728-1779): Weltumsegler und Erforscher des Pazifiks, heilte Skorbut mit Sauerkraut.

Gurwitsch, A. G. (1874-1954): Medizin-Forscher; entdeckte Biophotonen-Strahlung an Zwiebelwurzeln.

Hildegard von Bingen (1098-1179): begründete eine religiös orientierte volksmedizinische Naturheilmethode.

Hippokrates (460-377 v. Chr.): Pionier der ganzheitlichen Medizin (nat. Ordnung, Ernährung, Klimatherapie).

Hufeland, C. W. (1762-1836): Pionier der Naturheilkunde, forderte medizinische Ethik: Stärkung der Lebenskraft durch naturgemäßes Leben.

Koch, R. (1843-1910): Arzt und Bakteriologe; Entdecker der Tuberkulose- und Choleraerreger.

Kollath, W. (1892-1979): Arzt u. Vollwertvorreiter; erstellte Nahrungstabelle nach natürlicher Rangordnung.

Metschnikoff, E. (1845-1916): Nobelpreisträger, erforschte die Ursachen eines langen Lebens und machte Joghurt in Europa populär.

Paracelsus (1493-1541): Arzt und Begründer der ganzheitlichen Medizin; noch heute Vorbild der Naturheilkunde.

Pasteur, L. (1822-1895): Entdecker der Krankheitserreger; erfand die Pasteurisierung von Lebensmitteln.

Popp, F. A.: Biophysiker; erforscht Biophotonen und ganzheitliche Lebensmittelqualität.

Schauberger, V.: österr. Naturforscher und Erfinder.

Schrödinger, E. (1887-1961): österr. Physiker; grundlegende Arbeiten über Quantentheorie und Wellenmechanik.

Waerland, A.: schwedischer Vollwert-Ernährungsforscher, Befürworter von Milchsäure-Gärprodukten.

Stichwortregister

Glossar

Acetobacter – Fachbezeichnung der Essigsäurebakterien; von lat. acetum = Essig. Sie können Alkohol zu Essig vergären und kommen in der Natur auf Früchten und Gemüse vor.

Aminosäuren – Organische Bausteine der Eiweiße. Einige Aminosäuren sind lebensnotwendige Bestandteile der Nahrung, weil der menschliche Organismus sie nicht selbst herstellen kann.

Bioaktivstoffe – Sammelbegriff für vitaminähnliche sekundäre Pflanzenstoffe. In pflanzlichen Lebensmitteln sind mehr als 10.000 verschiedene Bioaktivstoffe enthalten. Sie werden in Carotine, Polyphenole (Flavonoide und Anthocyane gehören dazu), Glucosinolate, Terpene und Sulfide unterteilt. Sie wirken antitumoral (krebshemmend), antiviral (gegen Viren), antibakteriell (gegen Bakterien), verdauungsfördernd, antioxidativ, entzündungshemmend und stärken das Immunsystem.

Bioflavonoide – Vitaminähnliche pflanzliche Substanzen, eine Teilgruppe der Bioaktivstoffe; notwendig für die richtige Wirkung und Aufnahme von Vitamin C. Kräftigen Kapillargefäße und schützen Zellen vor Sauerstoffschäden.

Biophotonen – Lichtimpulse hoher Ordnung, die von den Zellen aller Lebewesen zur Informationsübertragung abgegeben werden. Von Prof. A. Gurwitsch entdeckt; seit 1975 von deutschen Biophysikern unter Leitung von Prof. F. A. Popp erforscht.

Cyanobakterien – Früher fälschlicherweise Blaualgen genannt. Nicht Pflanzen, sondern Cyanobakterien erzeugten bereits vor etwa drei Milliarden Jahren den größten Teil der Sauerstoffatmosphäre.

Candida albicans – Ein spezieller Hefepilz, der im Darm der meisten Menschen als Parasit lebt. Bei intakter Darmflora und in geringer Menge verursacht er keine Beschwerden. Wenn Candida albicans sich durch zuckerreiche Ernährung, Schwermetall-Belastung und eine gestörte Darmflora übermäßig ausbreitet, belastet er die Gesundheit und das Immunsystem erheblich.

Enzyme – Eiweißstoffe, die für alle Stoffwechselvorgänge notwendig sind. Mehr als 3.000 Enzyme regeln und bewerkstelligen den Stoffwechsel in allen lebenden

Organismen. Würde man Vitamine bildlich vereinfacht als Hammer und Schraubendreher des menschlichen Organismus darstellen und Aminosäuren, Mineralien und Spurenelemente als Schrauben und Baumaterial, so wären in diesem Beispiel die Enzyme die Werkzeugmaschinen.

Escherischia coli – Dickdarmbewohner mit einem Anteil von weniger als 1 % an der Darmflora; ein Bakterium mit sowohl „negativen" als auch „positiven" Eigenschaften.

Folsäure – Vitamin des B-Komplexes; wichtig für die Blutbildung. Hilft beim Stoffwechsel und der Verwertung von Zucker und Aminosäuren. Unterstützt die Abwehr von Parasiten. Folsäure kommt hauptsächlich in frischen grünen Blättern vor. Ein Folsäuremangel ist weit verbreitet.

Gärung – Umwandlung organischer Verbindungen durch von Mikroorganismen gebildete Enzyme. Saccharomyces-Hefen beispielsweise können verschiedene Zuckerarten vergären; dabei entstehen als Endprodukt Vitalstoffe und Alkohol.

Glutathionperoxidase – Körpereigenes Enzym, welches das gefährliche Oxidationsmittel Wasserstoffperoxid im Körper unschädlich macht.

Kulturen, Mikroorganismen-Kulturen – Planmäßige Anzucht ausgewählter Mikroorganismen unter kontrollierten Bedingungen.

Lactobacillen, Lactobacillus-Kulturen – Fachbezeichnung der Milchsäure-Bakterien, von lat. „lac" = Milch und „bacillum" = Stäbchen. Milchprodukte wie Sauermilch, Käse und Joghurt, aber auch milchsauer vergorenes Gemüse entstehen durch die Arbeit der Lactobacillen.

Lymphozyten – Weiße Blutkörperchen; wichtiger Bestandteil des Immunsystems. Sie übernehmen die „Polizeiaufgaben" in der Blutbahn und sorgen für die Abwehr eingedrungener Krankheitserreger.

Makrophagen – Große Abwehrzellen (Freßzellen), die Fremdstoffe, z.B. Bakterien, Krebszellen, Viren oder Zelltrümmer in sich aufnehmen und dadurch unschädlich machen.

Mikroorganismen – Mikroorganismen oder auch Mikroben genannt sind die kleinste lebende Einheit des Lebens mit der Fähigkeit, sich selbst beliebig häufig zu vermehren. Sie sind zugleich Bausteine wie auch Begleiter aller Lebensformen. (Mikro = Klein, Organismus = lebende Einheit.) Zu den Mikroorganismen zählen Bakterien, Hefen und Algen. Es gibt aufbauende und abbauende, der Gesundheit nützende oder sie schädigende Mikroorganismen. Mikroorganismen sind allgegenwärtig: Im Boden, im Wasser, in der Luft, ja sogar im Weltall, auf den Pflanzen, auf der Haut, im Darm, außerhalb und innerhalb jedes lebenden Organismus.

Mikroorganismen, bioaktive – Von mir geprägter Begriff für alle aufbauenden und aktiven Mikroorganismen auf und in den Lebensmitteln. Zu ihnen gehören u.a. die Milchsäure-Bakterien (Lactobacillus und Bifido) und die Naturhefen (z.B. Saccharomyces). Der menschliche Organismus lebt in Symbiose mit diesen bioaktiven Mikroorganismen und ist auf deren Hilfe angewiesen. Sie erzeugen Vitamine, Fettsäuren mit vitaminähnlicher Wirkung und organische Säuren, die der Ansiedelung fremder Bakterien entgegenwirken.

Mikroorganismen, effektive – Von Prof. Dr. T. Higa aus dem Boden isolierte Bodenbakterien zur Bodenbelebung, mit starken antioxidativen und antibiotischen Eigenschaften. In erster Linie dienen sie dazu, organisches Material aufzuschließen und abzubauen. Wegen ihrer antioxidativen und antibiotischen Eigenschaften werden Bodenbakterien auch zur Produktion von medikamentösen Präparaten z.B. zur Krebstherapie eingesetzt.

Milchsäure – Durch Lactobacillus-Kulturen erzeugte organische Säure mit hohem gesundheitlichen Wert. Milchsäure gibt es in zwei spiegelbildlich zueinander aufgebauten Formen: die linksdrehende D (-) -Milchsäure und die rechtsdrehende L (+) -Milchsäure. Linksdrehende Milchsäure wird im Darm langsamer abgebaut als die rechtsdrehende Milchsäure.

Milchsäure-Bakterien – Geläufiger Name für Lactobacillen. Der Name hat nichts mit Milch zu tun, sondern beruht auf deren Fähigkeit, Milchsäure zu produzieren.

Milchsäure-Gärung – Umwandlung organischer Verbindungen durch von Milchsäure-Bakterien gebildete Enzyme. Dabei entsteht u.a. Milchsäure.

Nitrosamine – Können in Lebensmitteln oder im menschlichen Verdauungstrakt beim Zusammentreffen von Nitrit und Aminen entstehen; stark krebsfördernde und leberschädigende Stoffe.

Pathogen – Krankheitserregend, krankmachend; z.B. Mikroorganismen mit infektiösen (ansteckenden) Eigenschaften; von grch. „pathos" = Leid.

Pathogene Keime – Krankheitserreger; für den Menschen schädliche Mikroorganismen.

Phagozyten – Abwehrzellen (Fresszellen), die Fremdstoffe, z. B. Bakterien und abgestorbene Gewebeteilchen, in sich aufnehmen, durch Enzyme auflösen und dadurch unschädlich machen.

Saccharomyces – Fachbezeichnung für einige Bier-, Bäcker- und Weinhefen, von grch. „sakcharon" = Zucker und „mykes" = Pilz; verursachen die Gärung von Bier, Wein, Hefeteig und zusammen mit Lactobacillen auch Sauerteig. In der Natur hauptsächlich auf Obst und Beeren vorkommend.

Spurenelemente – Elemente wie Chrom, Eisen, Jod, Kupfer, Mangan, Molybdän, Selen, Zink, die in bedeutend geringeren Mengen im Körper benötigt werden als Mineralien, dabei jedoch hochwirksam sind. Zink z.B. ist nötig für die Bildung von über 150 Enzymen des menschlichen Körpers und wichtig für das Immunsystem und die Schwermetall-Entgiftung.

Symbiose – Die in der Natur weitverbreitete Lebensgemeinschaft verschiedener Organismen zum gegenseitigen Nutzen.

Vitalstoffe – Zündfunken des Körpers – Umgangssprachlicher Sammelbegriff für Stoffe wie Vitamine, Enzyme, Mineralien und Spurenelemente, die biochemische Reaktionen ermöglichen und für die Stoffwechselfunktionen unentbehrlich sind.

Vitamine – Für den Ablauf des Stoffwechsels unentbehrliche Bestandteile der Nahrung. Der Körper benötigt die Zufuhr von Vitaminen, um das Leben zu erhalten. Einige Vitamine werden auch durch die Mikroorganismen im Darm produziert. Sie liefern im Gegensatz zu anderen Nährstoffen (Eiweiße, Kohlenhydrate, Fette) keine Energie. Man unterteilt sie in fettlösliche (A, D, E und K) und wasserlösliche Vitamine (B1, B2, B6, B12, Biotin, C, Folsäure, Niacin, Pantothensäure).

Quellen und weiterführende Literatur

1 Angres, V; Hutter, C. P.; Ribbe, L.: Futter fürs Volk. Was die Lebensmittelindustrie uns auftischt, Droemersche Verlagsanst. Th. Knaur Nachf., München, 2001

2 Pollmer, U., Schmelzer-Sandtner, B.: Wohl bekomm's! Was Sie vor dem Einkauf über Lebensmittel wissen sollten, Verlag Kiepenheuer & Witsch, Köln, 2002

3 Cannon, G.: Teufelskreis. Wenn Antibiotika krank machen, vgs Verlagsgesellschaft Köln, 1994

4 Evolution. Die Entwicklung von den ersten Lebensspuren bis zum Menschen. Spektrum der Wissenschaft, Heidelberg, 1988

5 Pollmer, U., Fock, A., Gonder, U., Haug, K.: Prost Mahlzeit! Krank durch gesunde Ernährung. Kiepenheuer & Witsch, Köln, 1994

6 Kasper, H.: Lebendkeime in fermentierten Milchprodukten – ihre Bedeutung für die Prophylaxe und Therapie. Ernährungs-Umschau 43, Heft 2, 40-45, 1996

7 Popp, F. A.: Die Botschaft der Nahrung. Fischer alternativ, Frankfurt, 1995

8 Ostertag, W.: Lebende Makromoleküle als Lebens-Elixier. Humata Verlag Harold S. Blume, Bern, 1998

9 Bischof, M.: Biophotonen. Das Licht in unseren Zellen. Zweitausendeins, Frankfurt, 1995

10 Zittlau, J.: Gesund und schön mit Kefir. Ludwig Verlag

11 Fromme, S.: Diplomarbeit im Fachbereich 19 der Universität Gießen, 1994. Infektionsrisiko durch Kombucha? Siehe auch UGB – Forum 2, 1995

12 Kollath, W.: Die Ordnung unserer Nahrung. Karl F. Haug Verlag, Heidelberg, 1992

13 Maurizio, A.: Geschichte der gegorenen Getränke. Sändig Reprint Verlag, Liechtenstein, Neudruck 1982

14 Kuhl, J.: Eine erfolgreiche Arznei- und Ernährungsbehandlung gut- und bösartiger Geschwülste. Humata Verlag H. S. Blume, Bern, 1986

15 Ernährungsbedingte Krankheiten und ihre Kosten. Bundesministerium für Gesundheit, Nr. 27, Bonn, 1993

16 Schöneck, A.: Milchsäuregärung zuhause, Verlag G.E. Harsch, Karlsruhe

17 Fischer-Reska, H.: Die Entsäuerungs-Revolution, Südwest Verlag

18 Wallhäußer, K. H.: Lebensmittel und Mikroorganismen. Steinkopff Verlag, Darmstadt, 1990

19 Chevallier, A.: Die BLV Enzyklopädie der Heilpflanzen, BLV Verlagsgesellschaft München, 1996

20 Müller, J., Ottenjann, R., Seiffert, J.: Ökosystem Darm I und II. Springer Verlag, Berlin, Heidelberg, ... 1989 und 1994

21 Fuller, R.: Probiotics – The scientific basis. Chapman & Hall, London, New York, Tokyo 1992; Probiotics in man and animals. Journal of Applied Bacteriology 66, 365-378, 1989

22 Salminen, S.: Lactic acid bacteria, Series III. Food science and technology. Marcel Dekker, Inc., 1993

23 Lichtenstein, A., Goldin, B.: Lactic Acid Bacteria and Intestinal Drug and Cholesterol. In: Lactic Acid Bact., ed. by Seppo Salminen, M. Dekker, New York, 1993

24 Ayebo, A., Angelo, I., Shahani, K.: Effect of ingesting Lactobacillus acidophilus milk upon flora and enzyme activity in humans. Milchwissenschaft 35 (12), 1980

25 Rasic, J. Lj.: Welche Rolle spielen Molkereiprodukte mit Bifido- und Acidophilusbakterien für Ernährung und Gesundheit? north european dairy journal 4/83, 80-88

26 Shahani, K. M, Ayebo, A. D.: Role of dietary lactobacilli in gastrointestinal microecology. The American Journal of Clinical Nutrition 33, Nov. 1980, 2448-2457

27 Markus, H. H., Fink, H.: Ich fühle mich krank und weiß nicht warum. Ehrenwirth Verlag, München, 1990

28 Demling, L., Wiedemann, B.: Darmflora in Symbiose und Pathogenität. Ärzte-Zeitung Nr. 5, S. 16, 1995

29 Gedek, B.: Regulierung der Darmflora über die Nahrung. Zentralblatt für Hygiene und Umweltmedizin, S. 277-301, 1991

30 Emmerich, B.: Bakterien-Präparate verringern die Infekthäufigkeit. Ärzte-Zeitung 21.8., S. 4, 1995

31 Metschnikoff, E.: Beiträge zu einer optimistischen Weltauffassung. J. F. Lehmanns Verlag, München, 1908

32 Metschnikoff, E.: Prolongation of life. New York, 1908

33 Schatalova, G.: Wir fressen uns zu Tode, Goldmann Verlag, 2002

34 Zimmermann, M.: Die Bedeutung des Darms wird unterschätzt. Naturarzt Nr. 9, S. 450-454, 1993

35 Keiner, K.: Darmpilze – Panikmache oder Volksseuche? UGB – Forum 5, S. 262-265, 1996

36 Schreiber, H.: Die Medizin der Zukunft ist eine Entgiftungsmedizin, HMS Schreiber Verlag, München, 2002

37 Berg, R.; Bernasconi, P.; Fowler, D.; Gautreaux, M.: Inhibition of Candida albicans translocation from the gastrointestinal tract of mice by oral administration of Saccharomyces boulardii, Journal of Infectious Diseases, nr. 168 (5), S. 1314-8, 1993

38 Gray, R.: Das Darm-Heilungsbuch. Gesundheit durch Kolon-Sanierung. Knaur Verlag, München, 1995

39 Krämer, W.: Medizin erzeugt Kranke. Spiegel-Gespräch, Der Spiegel Nr. 19, Hamburg 1998

40 Lehmann, P. J.: Die Kleidung, unsere zweite Haut, Verlag Die Silberschnur, Güllesheim

41 National Reseach Council, Recommended Dietary Allowances, 10th ed., Washington, DC, National Academy Press, 1989, S. 176

42 Hoffmann, P., Gehring, W. G., Maiwald, K. G., Müller, S. D.: Positivlisten Lebensmittel, Verlag Hoffmann & Hoffmann, Frankfurt, 1995

43 Mindell, E.: Die Vitaminbibel für das 21. Jahrhundert, Wilhelm Heyne Verlag, München

44 Colgan, M.: The New Nutrition, Medicine for the Millenium, Apple Publishing, Vancouver, Canada, 1995

45 Nielsen et al.: Trace Elem Research 1990; Nr. 9, S. 61

46 Storl, W. D.: Kräuterkunde, Aurum Verlag, 1996

47 Daiker, I.; Kirschbaum, B.: Die Heilkunst der Chinesen. Rowohlt, Hamburg, 1997

48 Temelie, B.: Ernährung nach den Fünf Elementen, Joy Verlag, Sulzburg, 1992

49 Tuan, L.: Das tibetische Geheimnis von Jugend und Vitalität, H. Hugendubel Verlag, München, 1999

Bezugsquellen

Bezugsquellen der im Buch erwähnten Gesundheitsprodukte sende ich Ihnen gerne, wenn Sie einen adressierten und frankierten Rücksendeumschlag beilegen.

Norbert Hartwig
Kirchwerder Elbdeich 168
21037 Hamburg
Germany

Zum Autor

Dipl.-Ing. Norbert Hartwig, geb. 1952 in Hamburg.

Physiker; autodidaktische fächerübergreifende Studien zu den Themen Biophysik, Ernährung und Naturheilkunde; Forscher, entwickelt Rezepturen für Nahrungsergänzungs-Produkte und Naturheilmittel unter Verwendung uralter Überlieferungen.

Bekannt aus Presse und TV („Rätsel um Göttertrank der Inder gelöst" – Wiederentdeckung eines uralten Enzym-Gärgetränks, das schon in den vedischen Texten vor ca. 5.000 Jahren als Göttertrank Soma beschrieben wurde).

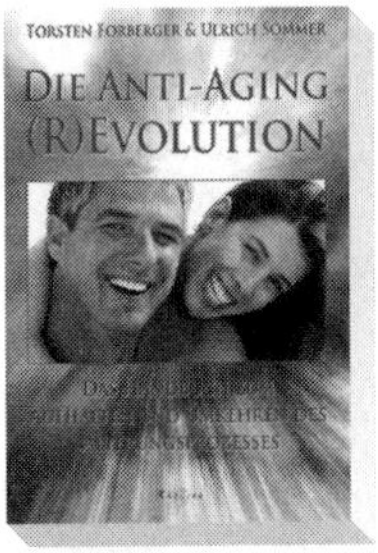

ca. 216 Seiten
broschiert
€ [D] 14,90 / sFr 26,80
ISBN 3-89845-166-6

Torsten Forberger / Ulrich Sommer

Die Anti-Aging (R)Evolution

Das Handbuch zum Aufhalten und Umkehren des Alterungsprozesses

Es existiert zur Zeit kein einziges Anti-Aging-Buch auf dem Markt, in dem die objektiven Daten und Fakten über die Langlebigkeit so systematisch, übersichtlich und gut verständlich zusammengetragen wurden wie in diesem Band des Heilpraktikers Torsten Forberger und des Apothekers Ulrich Sommer.
Die Autoren behandeln die neuesten Methoden, die einem Anti-Aging-Quantensprung erlauben und ein Alter von 90 oder 100 Jahren in vollständiger Gesundheit in den Bereich des absolut Möglichen rücken.

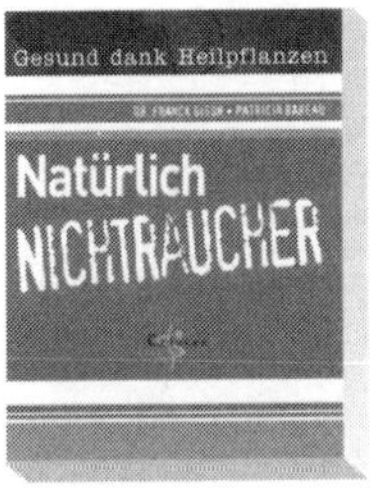

96 Seiten, broschiert
€ [D] 14,90 / sFr 26,80
ISBN 3-89845-133-X

Dr. Franck Gigon & Patricia Bareau

Natürlich Nichtraucher

Gesund dank Heilpflanzen

Dieser Ratgeber stellt Ihnen eine gänzlich unkomplizierte und natürliche Methode vor, mit deren Hilfe Sie es schaffen werden, Ihre Abhängigkeit zu überwinden – dank medizinisch wirksamer Pflanzen. Einfach in der Anwendung helfen sie Ihnen, all die Schwierigkeiten zu meistern, die mit dem Nikotinentzug einhergehen, wie aufkommende Nervosität, Gewichtszunahme oder Rückfälle in die Abhängigkeit. Seien Sie versichert: Es gibt für jedes Problem eine Pflanzen, die Ihnen zuverlässig und sicher helfen wird! Ein wertvoller Begleiter auf Ihrem erfolgreichen Weg zum Nichtraucher!

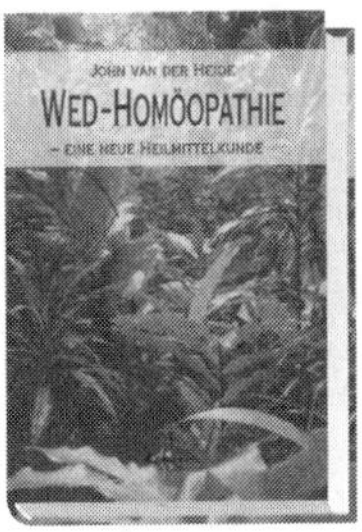

416 Seiten, gebunden
€ (D) 26,90 / sFr 47,10
ISBN 3-937464-085

John van der Heide

Wed-Homöopathie

Eine neue Heilmittelkunde

Wed-Homöopathie ist eine neue, ganz einfache Form der Arzneitherapie. Sie stellt sowohl eine Weiterentwicklung als auch eine Vereinfachung der klassischen Homöopathie nach Hahnemann dar – ganz im Sinne der Wedrussin Anastasia, die den Autor mit ihrem einfachen und überzeugenden Wissen über den richtigen Gebrauch der Naturmittel zu diesem Werk inspirierte und daher Namenspatin der neuen Arzneitherapie ist. An Arzneimitteln kommen vorrangig die bekannten Allheilmittel verschiedener Kulturen zur Anwendung. Das Buch enthält einen vollständigen Überblick über die Indikation und Medikamentierung sowie Anleitungen zur Herstellung von homöopathischen Präparaten.

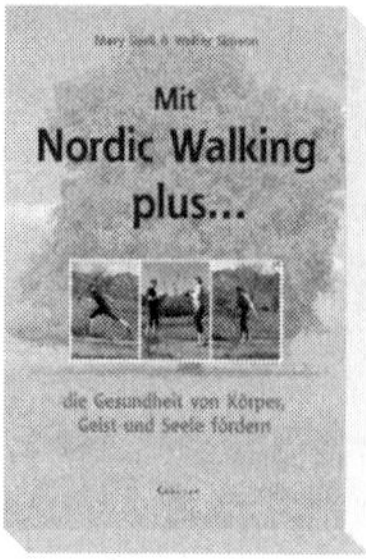

192 Seiten, broschiert
16 Farbseiten
€ (D) 14,90 / sFr 26,80
ISBN 3-937464-04-2

Mary Seeli & Walter Simon

Mit Nordic Walking plus...

...die Gesundheit von Körper, Geist und Seele fördern

Vorgestellt wird eine ganze Wellness-Philosophie, die durch Bewegung, Erholung und Entspannung Ihnen im Alltag zu mehr Genuss verhilft: Nordic Walking und spezifische Übungen wie Stretching (Dehnübungen), Kraftausdauer und Mobilisation; Ausgleichssportarten im Winter wie Langlauf, Skating, Nordic Crusing und Schneeschuhlaufen; Mentaltraining für mehr Selbstverantwortung, Ernährung nach den fünf Elementen für Fitness und Gesundheit.

NEU: umfassende Nahrungsmittelliste!

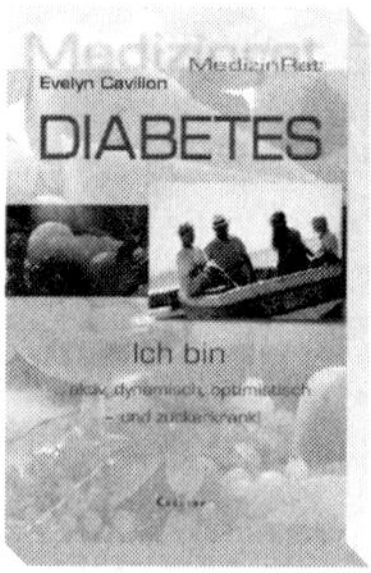

96 Seiten, broschiert
mit viel. Abbildungen
€ (D) 6,50 / sFr 12,10
ISBN 3-937464-05-0

Evelyn Cavillon

Diabetes

Ich bin aktiv, dynamisch, optimistisch – und zuckerkrank!

Alles ist wie immer, doch dann steht eine der routinemäßigen Kontrolluntersuchungen bevor ... Das überraschende Verdikt des Arztes: Sie sind Diabetiker! Fragen über Fragen tun sich auf:
Wie kann ich die veränderte Situation selbst in die Hand nehmen? Wie wird meine Umgebung darauf reagieren? Wie ihr diese doch recht persönliche und intime Entdeckung beibringen?
Die Pariser Journalistin Evelyn Cavillon gibt Antworten. In diesem Buch schlüsselt sie die wesentlichen Elemente dieser Krankheit auf und gibt Ratschläge, die dem »Zuckerkranken« erlauben, aktiv, dynamisch und optimistisch seinen Alltag zu meistern.

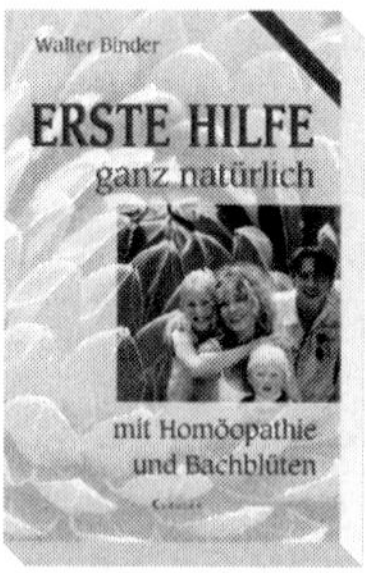

80 Seiten, broschiert
€ (D) 6,50 / sFr 12,30
ISBN 3-937464-03-X

Walter Binder

Erste Hilfe – ganz natürlich

– mit Homöopathie und Bachblüten

Der erfahrene Heilpraktiker und ehemalige Sanitäter Walter Binder legt mit diesem kleinen Band ein Buch vor, das in keiner Hausapotheke fehlen sollte. Es ermöglicht eine schnelle Antwort, wenn eine natürliche Erste Hilfe im Notfall gefragt ist.
Nach Notfallsituationen geordnet, listet es jeweils diejenigen homöopathischen Mittel und Bachblüten auf, die der akuten Symptomatik am ähnlichsten sind und den nachfolgenden Genesungsverlauf günstig beeinflussen.

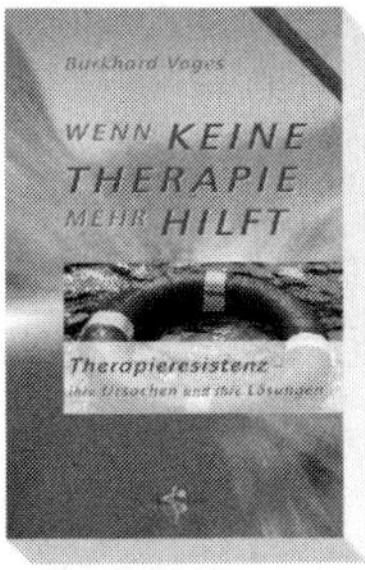

80 Seiten, broschiert
€ (D) 6,50 / sFr 12,30
ISBN 3-937464-02-6

Burkhard Voges

Wenn keine Therapie mehr hilft

Therapieresistenz - ihre Ursachen und ihre Lösungen

Dieses Buch will weder anklagen noch schwarz malen, vielmehr möchte es mögliche Ursachen einer Therapieresistenz entschlüsseln und Wege aufzeigen, um diesen ungewollten Widerstand zu brechen.
Die Kunst eines guten Therapeuten besteht darin, die Ursachen der Widerstände herauszufinden und den Patienten von diesen Widerständen zu befreien. Wie dies möglich sein kann und welche Aspekte man dabei in Erwägung ziehen muss, erklären wir Ihnen in diesem kleinen Band der Reihe ... so wird's gemacht!

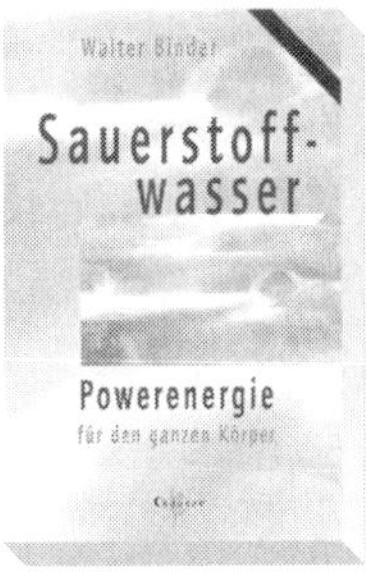

80 Seiten, broschiert
€ (D) 6,50 / sFr 12,30
ISBN 3-937464-00-X

Walter Binder

Sauerstoffwasser - Powerenergie für den ganzen Körper

Ein einfaches und ungefährliches Mittel
mit großer Wirkungsweise

Sauerstoffwasser ist ein natürliches Mittel, das wie Jogging alle Funktionen des Organismus anregt. Es ist ein ideales Powergetränk, auch während Entschlackungs- und Entgiftungskuren, denn vor solchen Kuren muss dem Organismus zuerst die nötige Energie zugeführt werden. Sauerstoffwasser regt in Verbindung mit geeigneten Pflanzenbegleitstoffen den Stuhlgang und die Nierenfunktion an, verbessert die Hautausscheidung und die Lymphzirkulation.

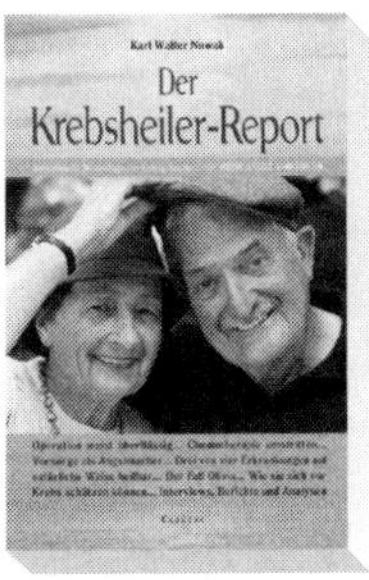

192 Seiten, broschiert
mit Sw-Abbildungen
€ (D) 12,90 / sFr 23,60
ISBN 3-937464-07-7

Karl Walter Nowak

Der Krebsheiler-Report

Aktualisierte Neuauflage des Erfolgsbuches:
»Nie mehr Angst vor Krebs«

Drei Jahre lang hat der in Wien geborene Autor Karl Walter Nowak recherchiert, unzählige Ärzte und deren Patienten befragt und ihre Heilungsberichte aufgezeichnet.

Nur in diesem Buch steht: • weshalb die Diagnose »Krebs« oft irreführend ist • warum drei von vier Krebsgeschehen harmlos sind • wie die Heilung auf natürliche Weise vor sich geht • und wie Sie sich am besten schützen können.

Wer dieses Buch gelesen hat, braucht vor Krebs keine Angst mehr zu haben!